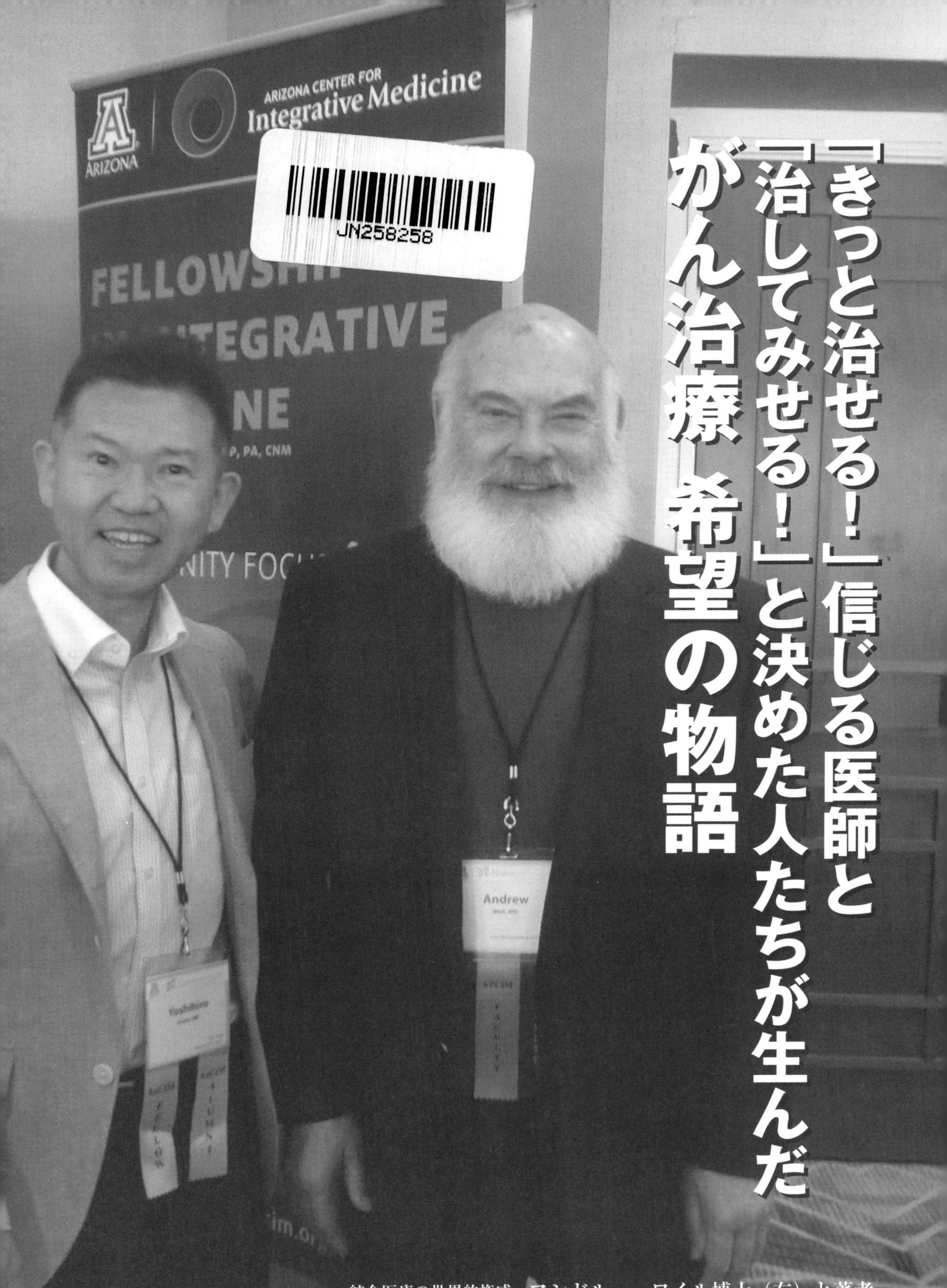

「きっと治せる！」信じる医師と
「治してみせる！」と決めた人たちが生んだ
がん治療 希望の物語

統合医療の世界的権威　アンドルー・ワイル博士（右）と著者

【目次】

プロローグ　あなたの体は「自ら治る力」を持っている

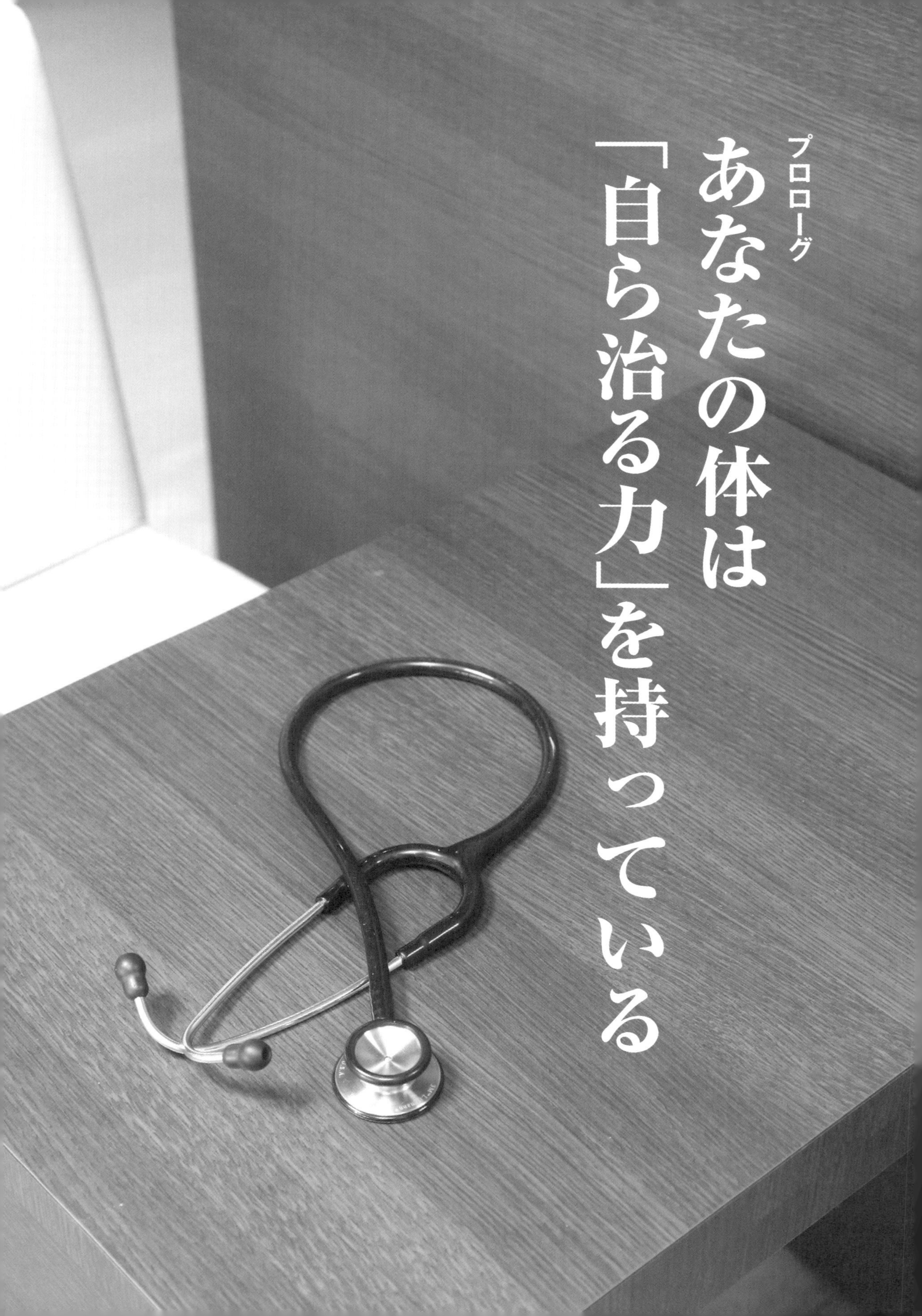

プロローグ

あなたの体は「自ら治る力」を持っている

「心」の大切さ

「直径2㎜の胃がんを超早期発見された」患者さんが教えてくれたこと

人は誰でも「カチッ！」と音が聞こえるようにスイッチが入る瞬間があります。ふと振り返った時、あれは「人生の転機」だったのかもしれない……と思うことがあります。

わたしは、その「音」を思いの外早く聞くことができたのです。

医師国家試験に合格し、研修医としてある患者さんを診察しました。その方は、重い便秘だったのですが、過去のカルテには「浣腸」という記載がズラリと並んでいます。

その時も「はい、今日も浣腸をしましょうね」となる流れだったのですが、まだまだ自信がなかったわたしは患者さんのお話をじっくり聞き、頭から足の先までくまなく丁寧に診察させていただきました。すると「こんなにしっかり診てもらえたのは初めてです！」と涙をこぼさんばかりに喜んでくださったのです。

その患者さんの喜ぶ表情を思い出すたび、医者としての「使命感」が生まれたように思います。そして、患者さんにとって一番役立つ医者になると決意しました。「その目的にかなうのは外科しかない」。外科医としてとにかく手術が上手になりたい一心で、ほとんど家に帰ることなく病院で生活しながら、多くの手術を経験させていただきました。

急性虫垂炎、鼠経《そけい》ヘルニア（脱腸）から始まり、乳がん、胃がん、大腸がん、肺がん、肝臓がん、食道がんと外科医になって3年もすると日々の仕事の半分以上ががんの手術になっていました。がんは早期発見と正確な手術で完治すると信じて疑うことはありませんでした。

そんなある日、「心」の大切さを知るきっかけとなる出来事に遭遇したのです。

ある内科の医師から**「東海地方で最も小さく見つかった胃がんの可能性が高い。学会発表の準備をしているので手術と病理の検査をしっかりしたのむよ」と言われたほどの早期の胃がんです。腫瘍のサイズは約2㎜という超早期での発見でした。**当時はまだ告知をしない時代でしたので、患者さんには胃潰瘍だと説明をし、手術は無事に終わり退院されました。

ところが、手術後最初の外来で「先生、わたしがんだったと聞いてしまいました」と言われたのです。

もう隠せないと思い、手元にあった手術後の検査結果を見せながら、本当の病状をご説明しました。

「見つかったのは東海地方で最も小さい約2㎜の超早期胃がんでした。仮に10倍の2㎝のがんであったとしても早期胃がんで5年生存率は98%以上です。もし、この2㎜

の胃がんで命にかかわるようであれば、日本中のがん患者さんはほとんど助からないと言ってもいいほどなのです。だから大丈夫ですよ！」と懸命にお伝えしました。

しかしながら、患者さんからは「先生、本当のことを言っていいですよ」「自分の余命はあと3カ月の末期がんだと知っていますよ」と、なかなか説明を信じていただけませんでした。そして、最後には「先生は本当のことを言わないって知っていますよ」「もう、思い残すことはありません」と話されたのです。でも、データ上何ら問題はありませんでしたから「来月また来てくださいね」「5年経ったら2人で笑いながらお話ししましょう」と送り出したのです。

ところが、驚いたことに翌月の受診時には首への転移が発覚し、慌てて調べると全身に転移していたのです。改めて細胞を検査したところ、もとの2㎜のがん細胞が転移している事が判明しました。

すぐに抗がん剤治療を行いましたが残念ながら、患者さんは手術後3カ月目に他界されました。何かのミスがあったのかと、もう一度保存してある胃の標本を調べましたが、やはり超早期の胃がんで胃の周囲のリンパ節転移も全く無いとの答えが返ってきました。その後、しばらくは患者さんを救えなかった無力感にさいなまれたのです。

「心」の大切さ
「末期がんで余命を宣告された」患者さんが教えてくれたこと

その患者さんは「顔にできたホクロがかゆい」ということで、わたしの外来診察にお見えになりました。お話を伺うと、過去に「肺がん」と診断されていました。そこで「ご高齢でもありますし、まずはホクロよりも肺がんについてしっかり治療されてはいかがでしょう」とお伝えしました。すると「もう10年前だから」と答えてくれました。「だったらもう治ってますよね。よほど早期発見だったのですね」とわたしは返しました。当時は今よりずっと肺がんの治療成績は悪かったからです。早期に見つけなければ助からないことが常識でした。

その時、隣にたたずんでいた奥様が突然「そうではないんです。末期がんだったんです」と答えてくれたのです。ご本人は、ただ微笑んでいるばかりでした。実は10年前、心臓のすぐ右側にこぶし大の進行した肺がんを患い、抗がん剤も放射線治療も効果が期待できず、手術以外に治療法はなかったそうです。主治医からは、「手術がうまくいけば助かる可能性があります。ただし、心臓の近くにあるので手術にはかなりの危険が伴い、万一のこともあります」と説明を受け、ご本人も納得して手術を行うことになりました。

結局、片方の肺を全部取る手術を行い、

成功となりました。喜んだのもつかの間、残った反対側の肺への多発転移が発覚。この時、当初「すでに効果はない」と説明を受けていた「抗がん剤治療」をすすめられます。ご本人は納得できるはずもなく「もういい、自分で治す！」と半ば病院を飛び出したような状態でした。

それから10年間、一切何もしないまま今日を迎えたということになります。「10年間、いつ倒れるかと常に不安で……」と言われる奥様のご要望もあり、全身の精査を行いました。すると確かに片肺しかありませんでしたが、残った左肺には一切異常な影はありませんでした。

まさに、自己治癒力のみで完治していたのです。

安堵の表情を見せるご家族の横で、ご本人はただニコニコと笑っているばかりでした。**がんを克服するためには、「心が7割、治療（物質）が3割」**と言われています。この二つの出来事が「心」の大切さを考えるきっかけとなりました。

「早期でも決して安心してはいけない。しかし末期でもすぐにあきらめてはいけない」

これが、わたしが取り組むがん治療の根本になっているのです。

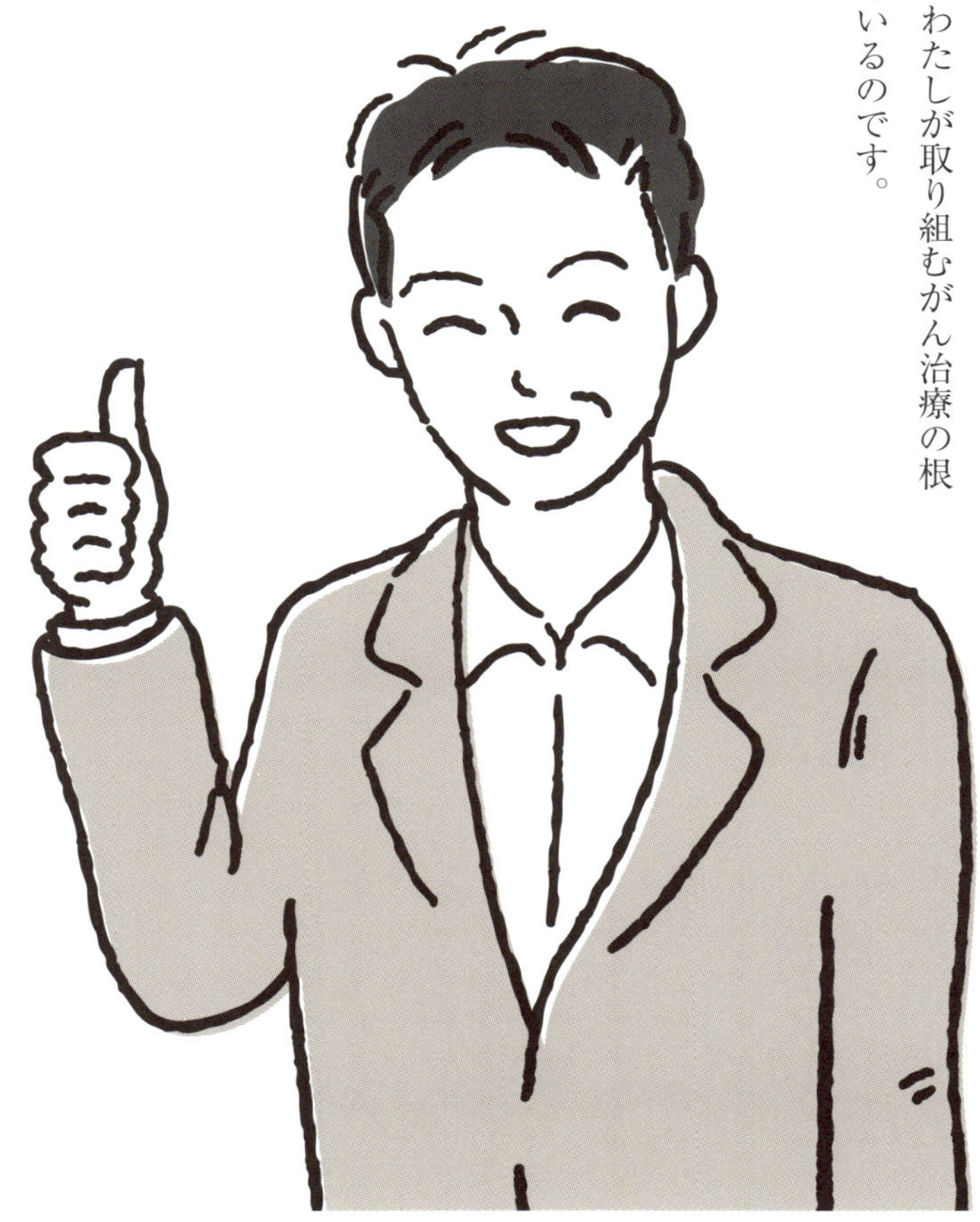

原因に気づき、「原因」を取り除けば「結果」は変わる

形成外科医として全身やけどの治療を担当していた時のことです。「熱傷センター」というその名の通り「やけど」を負った患者さんを専門的に集中治療する部門です。

当時わたしは外科勤務で疲れ果てて「多発不整脈」があらわれたため、形成外科へと専門分野の変更をしたばかりでした。上司からの命令で1995年6月から勤務することになりました。患者さんから「痛くてお風呂に入れない」と言われれば、どうしたら痛くならないかを考えました。少量の塩を入れると痛みが少し軽くなるため、塩水のお風呂にしてみたり、ガーゼだと傷口に貼り付いてしまうため、ゼリー状のガーゼを導入したりするなど、日々思考錯誤を繰り返していました。

　しかし、次第にやけどをした「本当の原因」を取り除くことができていないと気づくことになります。

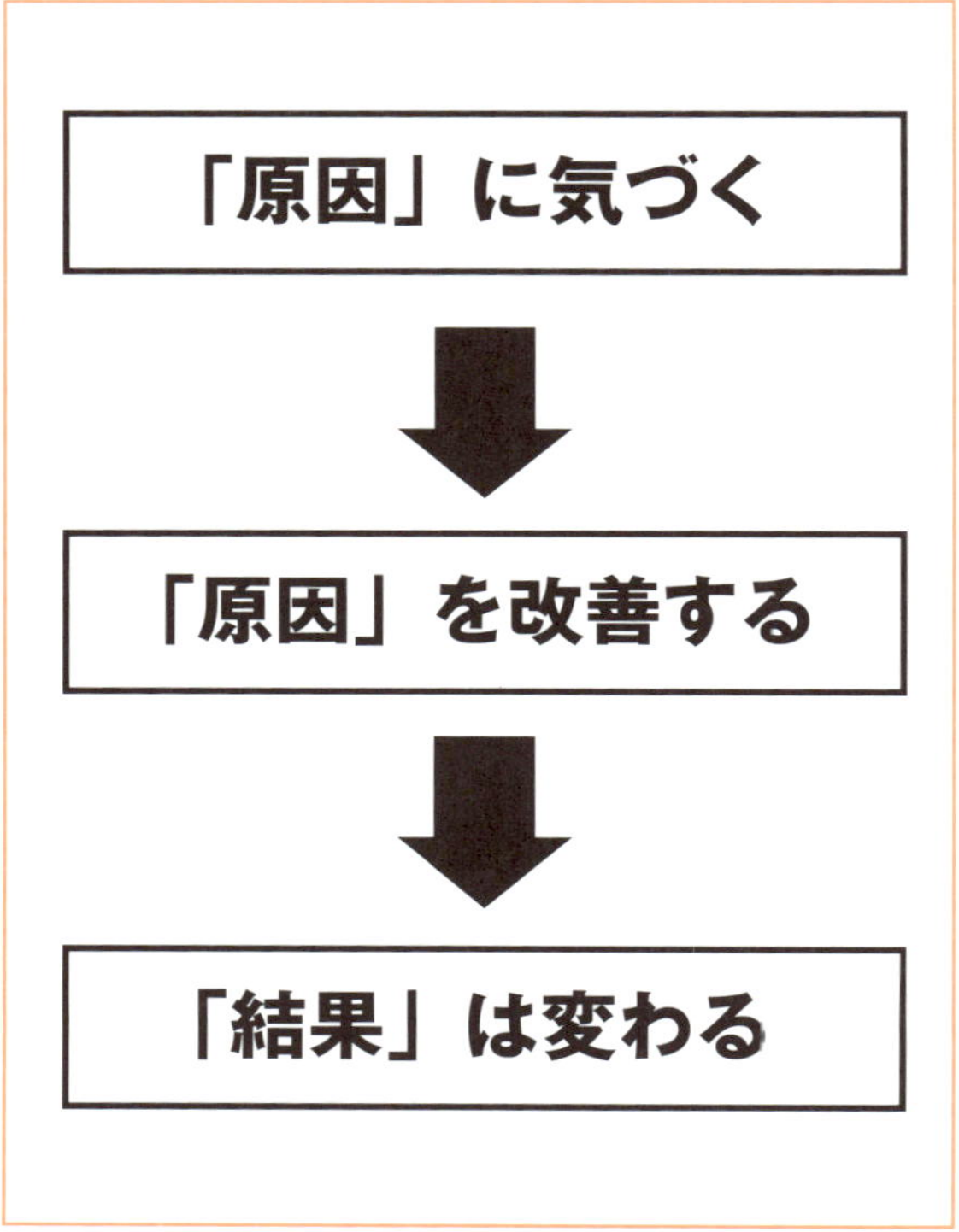

子どもの場合なら、虐待によるやけどの可能性、高齢者のやけどでは、認知症でお風呂のボタンを押し間違えた場合などもあります。そして、自殺未遂。結局、治療はしていても、やけどを負ってしまった「真の原因」を医師として取り除けていなかったのです。やけどの治療はしていてもやけどを負った原因を治せていない。幾度となく経験した**「根本的な原因を知らずして人を治すことができるのか」**と自問自答を繰り返す日々が無力感を増幅させていきました。

　1年半後、再び大学病院に戻り、形成外科医としてがん患者さんの拡大手術後の再建手術を担当することになりました。

　確かに手術で目に見えるがん（腫瘍）を切除して治る人もいました。しかし、昼夜休みなく手術を行い、一人の患者さんに多くの医師、看護師が関わって治療を施しても「再発・転移」が繰り返される現実を目の当たりにして、熱傷センターでの無力感をも超えてしまい、外科医としての自信を失ってしまいました。

　そんな折、以前勤務していた病院に形成外科を新たに設けるという計画を先輩より聞き、わたしは逃げるようにして転勤することにしたのです。

　新しい勤務先は、新設された科でもあり、やけどの患者さんやがんの手術を担当することもなく、ホクロやシミを取る毎日で、時間に追われることも日々の治療で悩むこともありませんでした。ある日ふと、入院病棟を見渡すとそこには「床ずれ（褥瘡《じょくそう》）」の患者さんがたくさんいらっしゃいました。当時、６００名の入院患者さんのうち、常に30人以上の方に床ずれの症状が見られたのです。気持ちと時間にゆとりがありましたから、「床ずれを手術で治そう。しかも完璧に」と思い立ち、看護師をはじめ管理栄養士、理学療法士、薬剤師みんなを集めて「やれることは全部やろう」「最高のチームを作ろう」と意気込み、床ずれの治療に没頭しました。

4カ月をかけて、3か所に骨が見えてしまっている状態の患者さんの床ずれを「完治」させ、退院となりました。ところが、自宅に戻ってわずか2週間で、再び3か所に骨が見えるような床ずれを起こして病院へ戻ってくるのです。「なぜ？」と疑問をいだき、「どうすれば？」とよくよく考えました。そして、わかったのです。

わずか2週間で再発してしまった「原因」は、なんと自宅のベッドにあったのです。ベッドが硬すぎて家に帰すとすぐに悪化が始まるのです。わたしは「病院で治療するだけではだめだ」ということをこの時、痛感したのです。

そして、日本褥瘡学会理事長（当時）の大浦武彦先生を訪ね、様々なご指導をいただきました。これを機に床ずれの原因追究を行いながら大浦先生と共に予防対策プログラムを作り、改善策を講じていくことになります。取り組みを始めてから8カ月が経過した頃には、成果が出始めました。床ずれの患者さんの数が5週間で5分の1へと激減したのです。**「原因を知る」ことで「予防」が可能になり、「治癒」に導くことができる。原因である体圧に対しては柔らかなマットレスやクッションを使います。もう一つの原因である「ずれ力」に対しては、ずれ力防止の福祉用具や上手な体位変換技術の普及で、どんなに弱った患者さんでも床ずれが再発することはありませんでした。自分の目指すべき方向が明確になったのです。**

「床ずれ治療実践法」のプログラムは多くの病院で導入されることになり、その後のわたしは講演の依頼が年間50本、土日すべてを講演活動で全国回ることになりました。

3年間の床ずれ治療を通して原因を取り除くことの重要性を「治療の成果」として実感し、医師としての自信を取り戻すことができたのです。

雑草は、地上に出ている物をきれいに刈り取っても、地中にある根を残していれば再び雑草として地上に現れてきます。

がん治療において、手術で目に見える腫瘍（雑草）を切除しても、病気を患った根本的な原因（根）を改善することができなければ再発する。

そう考えるようになり「原因を知って、原因から治す」ことが、がんを克服するためにはとても大切なことだと気づいたのです。

「出会い」　世界的統合医療の権威　アンドルー・ワイル博士

「直径2㎜の超早期発見胃がん」でも助けられず、「肺がん末期からの完治」。お二人の患者さんとの出会いで、心が結果に大きな違いをもたらすことを教わりました。その後、形成外科医として、床ずれの治療では自らの治療成果として「原因と結果」の関係を実感しました。振り返ると、この頃から偶然ではなく必然であったとしか思えない出会いがつながり始めていたのです。

わたしは患者さんのお話をよく聞くタイプでしたので、その姿を見ていた看護師から「先生なら話を聞いてくれるかもしれない」ということで東洋医学の先生を紹介され「気功」を知ります。実は床ずれの先生を訪ねたのは、東洋医学の先生の原因解決と予防の重要性についてのアドバイスからだったのです。床ずれの原因対策の成果で自信を取り戻し、「いろいろな成果をあげている人に会いたい」という気持ちになっていたのです。

次に、統合医療について興味を持ち、日本の第一人者でもある帯津敬三先生を訪ねました。帯津先生にもすぐに受け入れていただくことができ、この出会いをきっかけとして、後に免疫細胞療法に取り組む先生と出会うことになります。

心の持ちようで結果が大きく変わるのであれば「食べ物や免疫力」など、さらにベストな状態に近づけば相当な違いが出てくるのではないだろうか？　さらなる知識を求め書店に足を運んだ際、気になる一冊の本が目に飛び込んできたのです。

当時、アンドルー・ワイル博士のお名前は全く知りませんでした。

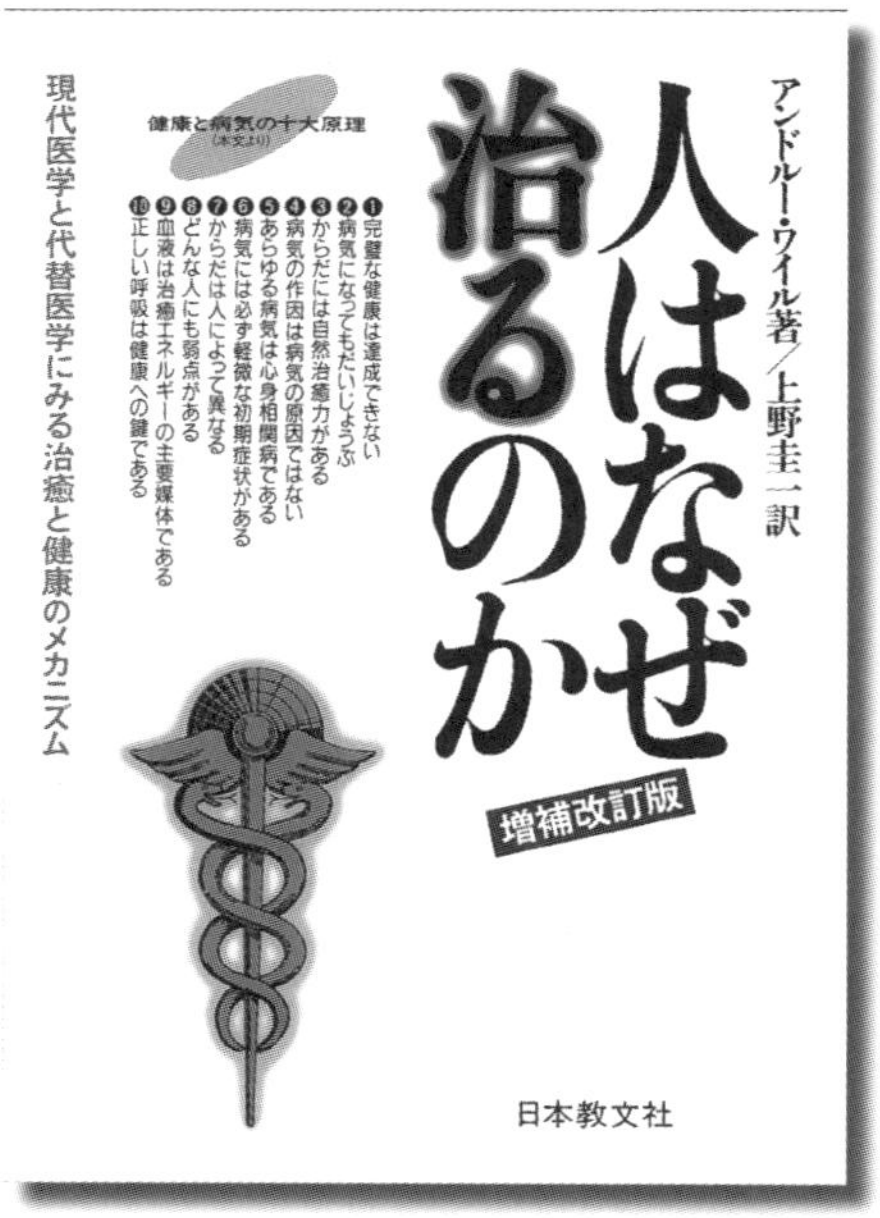

『人はなぜ治るのか―現代医学と代替医学にみる治癒と健康のメカニズム』

アンドルー・ワイル 著　上野圭一 訳

（日本教文社）

この本には、わたしが感じていたことがワイル博士の明確な言葉で刻まれていました。**「病気の作因は病気の原因ではない」「あらゆる病気は心身相関病である」**また、**「からだには自然治癒力がある」**は統合医療の根幹をなすものであり、免疫細胞療法の基礎になる考え方です。わたしは、いてもたってもいられず単身で渡米し、アリゾナ大学でアンドルー・ワイル博士の統合医療を基礎から学んだのです。

特に心に刻み込まれたのは**「医者は患者を治しすぎてはいけない」**という教えです。それまでは「医者は病気を治す職業」だと考えていましたが、人は本来「治る力」を持っている。最小限のサポートで、その人が本来内に持っている自然治癒力を最大限引き出してあげることが大切であるということを知ったのです。医療で病気を100％治すことは正しいように思えますが、裏返してみれば人が本来持っている自己治癒力をかえって落としてしまっていることさえあるのです。そして、自力で治していない病は再発する可能性があります。

統合医療を学んだ2年間は驚きと気づきの連続でした。

ワイル博士の提唱する統合医療に出合ったことで、自分の向かうべき道がはっきりと定まりました。

「患者の持つ自己治癒力を引き出すためのサポート役に徹する」

それが「完治への道である」。このように考えるようになりました。

＊統合医療…西洋医学や東洋医学、代替療法の中からあらゆる適切な治療を用いてその人の治る力を引き出す医療

＊アンドルー・ワイル博士…１９４２年生。医学博士。統合医療の第一人者。ハーバード大学医学校卒業、アリゾナ大学医学部教授。同大学の「統合医療センター」設立者。米タイム誌の表紙にもなる。

「医療」は文化

ワイル博士の下では、一日が瞑想から始まります。各種代替療法、ハーブ、漢方、オステオパシーなどを徹底的に学びました。治療に対する考え方とともに「医療は文化である」という考え方はわたしの軸になっています。国や地域によって文化は異なります。その異なる文化を持つ者同士が理解し合うためには「わからない点を聞く」。そして、聞かれればきちんと答えるための準備が必要となります。そうでないと、わからない人への敵対心や恐怖心が生まれやすくなります。より小さな集合体でもそれは同じなのです。医療においても何ら変わることはありません。西洋医学、東洋医学、伝統医療、ハーブ、アロマセラピー、ホリスティック医学……。様々なグループがあり、それぞれの医療には存在する理由

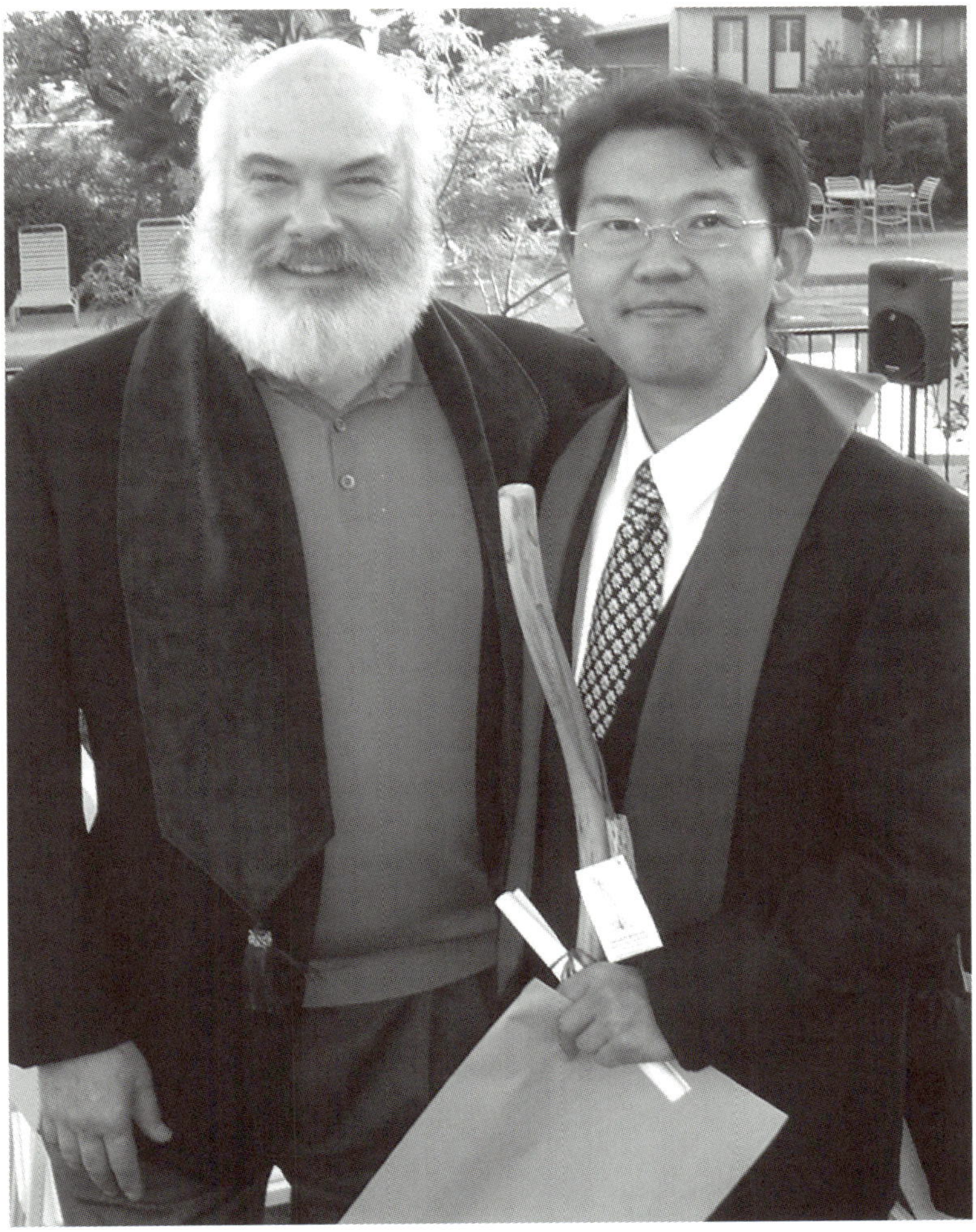

アンドルー・ワイル博士と

があります。その理由を知ることができなければ、ただ単にあやしいとしか感じられません。その理由を知った上で賛同できないと結論を出すことと、問答無用に否定するのとでは同じ答えになったとしても、その本質は全く違ったものになります。まずは聞いてみよう、質問してみよう、そして話し合ってより良い結果を導き出そう。ワイル博士から学んだこの考え方には、大きな希望が感じられます。わたしたちのクリニックでは、元気なあいさつから診療がスタートします。そして、コミュニケーションを大切にしています。スタッフ間はもちろんのこと、患者さん、ご家族とのコミュニケーションが深まることでお互いを理解し信頼が生まれるのです。**「まずは聞いてみよう」「質問してみよう」と素直に感じていただける雰囲気がとても大切です。この雰囲気・空気が、患者さんの持つ自己治癒力を最大限に引き出すための入り口なのです。**

がん治療の現状と理想

では、日本における「がん」の現状を見てみましょう。

■２０１４年に「がん」で死亡した人は、36万８１０３人

■２０１２年に「がん」と診断された人は、86万５２３８人

（国立がん研究センター　がん情報サービスより転載）

２０１４年に日本全体で約１２７万人の方が亡くなっているのですが、死因の約30%を「悪性新生物（がん）」が占めています。終戦直後の日本で高い死亡率だった「結核」は、原因の解明と対策が進んだことで現在は激減しています。その一方で「がん」の状況は、２０１５年の死亡者数は１９８５年の約2倍になっているのです。医療が高度に進歩しているにもかかわらず、いまだに男女ともがんでの死亡者数が増加し続けています。

また、日本では**「2人に1人ががんを患い、3人に1人ががんで亡くなっている」**という状況です。治った人の中には、幸いにして早期発見で助かった方も含まれています。三大療法（手術・抗がん剤・放射線）の「がん細胞を排除、攻撃する」という視点だけでは限界を迎えている。**これが、日本のがん治療の現状です。**

体内では毎日数千個のがん細胞が作り出されています。健康な状態であれば、本来備わっている免疫力（免疫細胞）が完全に排除してくれます。

例えば、生活の中でゴミを収集、処理してくれる人がいなければ、集積場はあっという間にゴミがあふれだし、腐敗してしまいます。がんを発症する状態はこの例えとよく似ています。免疫力が低下すると、がん細胞を「排除する数」より「作り出される数」の方が多くなります。つまり、どんどんがん細胞が増え続ける状態になるのです。

免疫細胞療法のイメージ

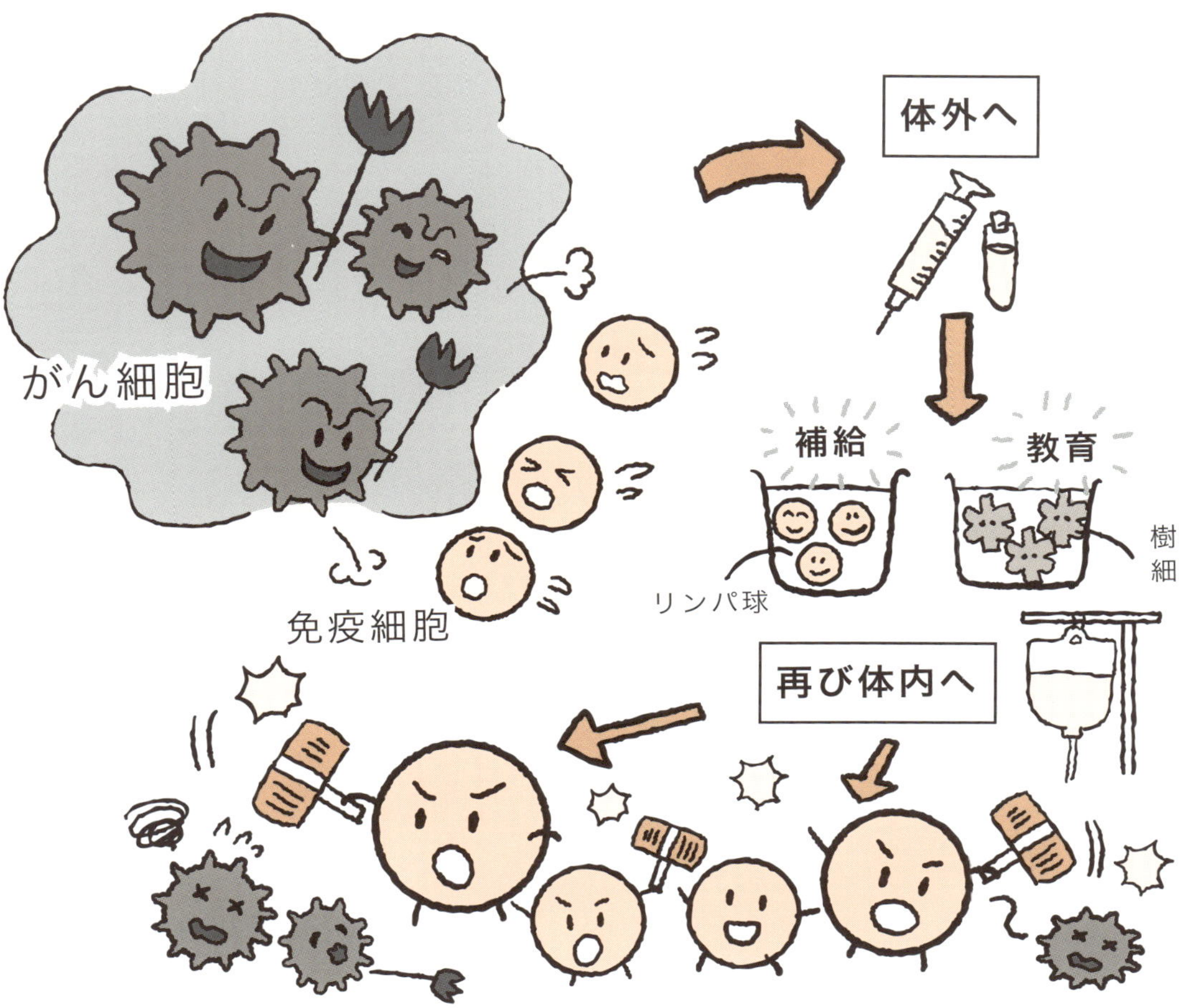

がん細胞を排除する能力を高めるためには、根本的な原因を解決し、免疫力を高める。

がん細胞の増殖を食い止めるためには、生活・食習慣を見直して体質を改善する。

これらを、患者さんの状態、状況に応じて、できる方法をうまく活用することが重要だと考えています。

「きっと治せる！」「治してみせる！」信じる医師と決めた人たちが生んだがん治療　希望の物語

ここまでがん治療における心の大切さ、そして原因と結果の関係をお伝えしてきました。次章からは、がんを克服された方々のお話をご紹介します。

がんは長い年月を経て初めて目に見える大きさになります。過去にとても大きなストレスを抱えていたり、仕事などで生活習慣が乱れていたり、といったことが原因である場合が多々あります。**それらが免疫力、自己治癒力の低下を招いていたのだとすれば、その原因を取り除くことができなければ、一度は成功したかに見える治療もやがては再発という結果を迎えることになります。**標準治療だけでなく、免疫力の向上と体質や習慣の改善に取り組むことで「がんが嫌がる環境」に体内を整えることがとても大切です。

また、がんを克服された方は「余命の宣告を受けたとき」や「もう打つ手がありませんと告げられたとき」「多くの出会い」によって、ある瞬間に「心のスイッチが入った」。そのように感じられます。そして、振り返った時に「困難（病気）は、自分が成長するための糧になった」「がんになってよかった」と話されます。しかしながら、がんであることを知ったばかりの方がその意味を素直に理解することは、本当に難しいと思います。

ご紹介する物語の中でも、克服していく過程、結果としてそのような気持ちをお話しされています。読者の方の中には、そのことに違和感を覚える方もいらっしゃるかもしれません。患者さん個々により取り組まれた治療法や考え方は様々ですが、わたしのこれまでの経験と、何よりも多くの患者さんから教わった**「あきらめない気持ち」「原因・結果」「考え方」「前向きな心」「免疫力」「体質改善」**などのキーワードを中心に、ご自身の状況と照らし合わせながら読み進めてください。

それでは、がん治療にそれぞれの立場で向き合い、克服された12の物語をご紹介いたします。「きっと治せる！」と信じる医師と家族、そして何より「治してみせる！」という患者さんの強い気持ちが「治癒」をもたらす原動力になるのです。

ようこそ、希望のがん治療へ。

＊各治療法の説明につきましては、巻末でご紹介しています。

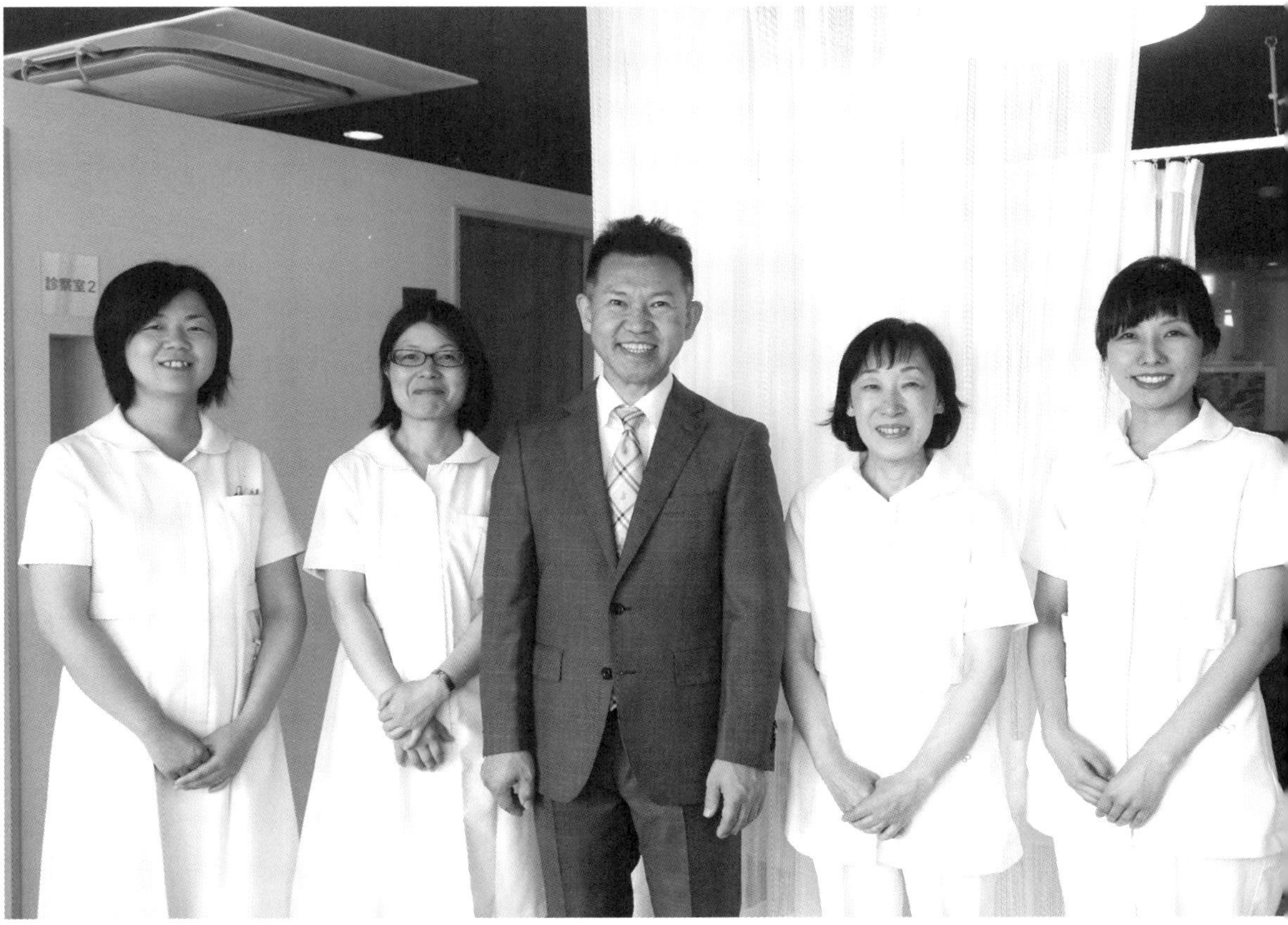

著者と著者を支えるスタッフ

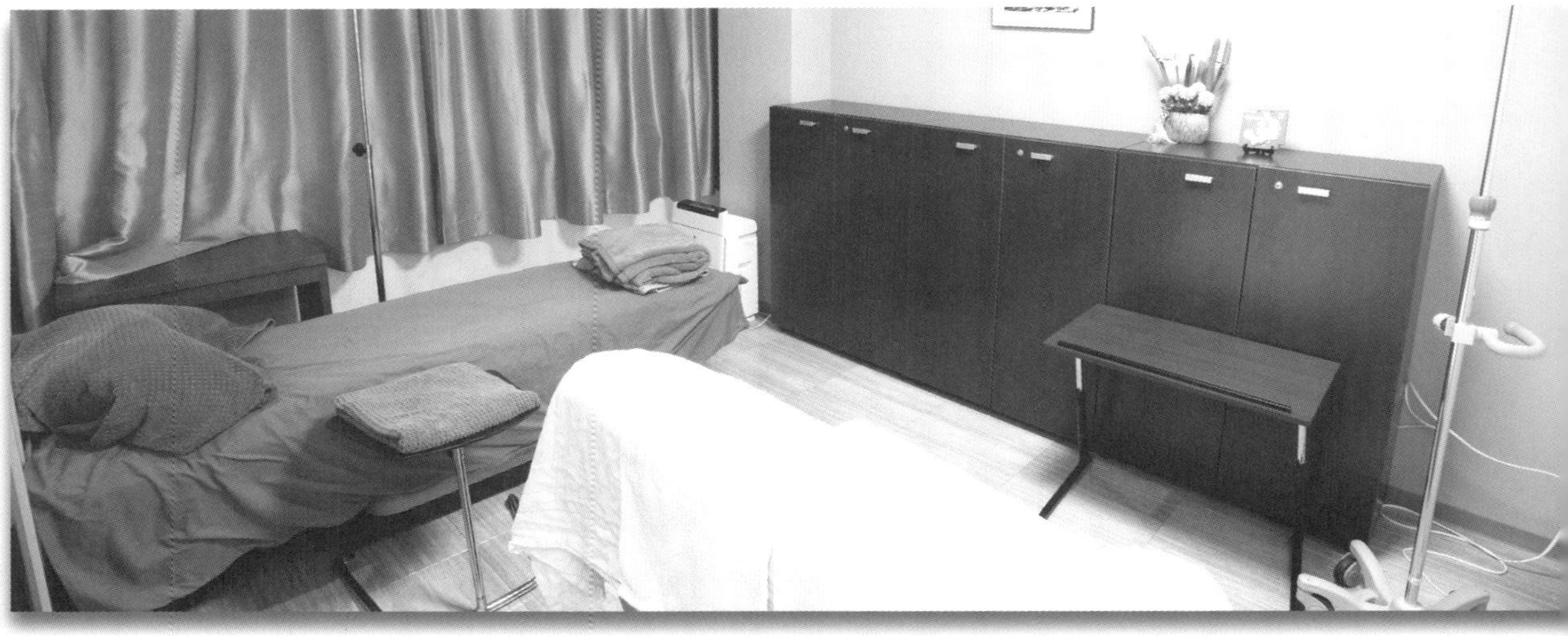

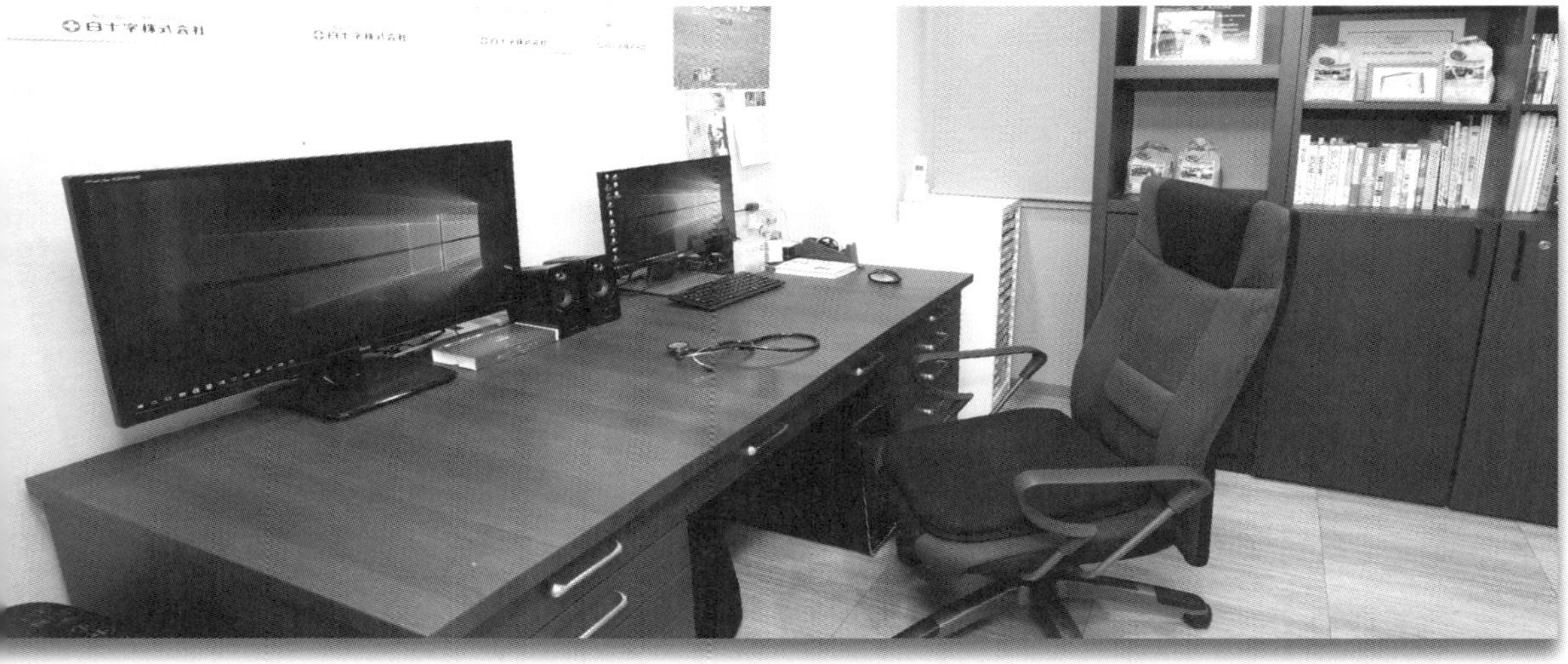

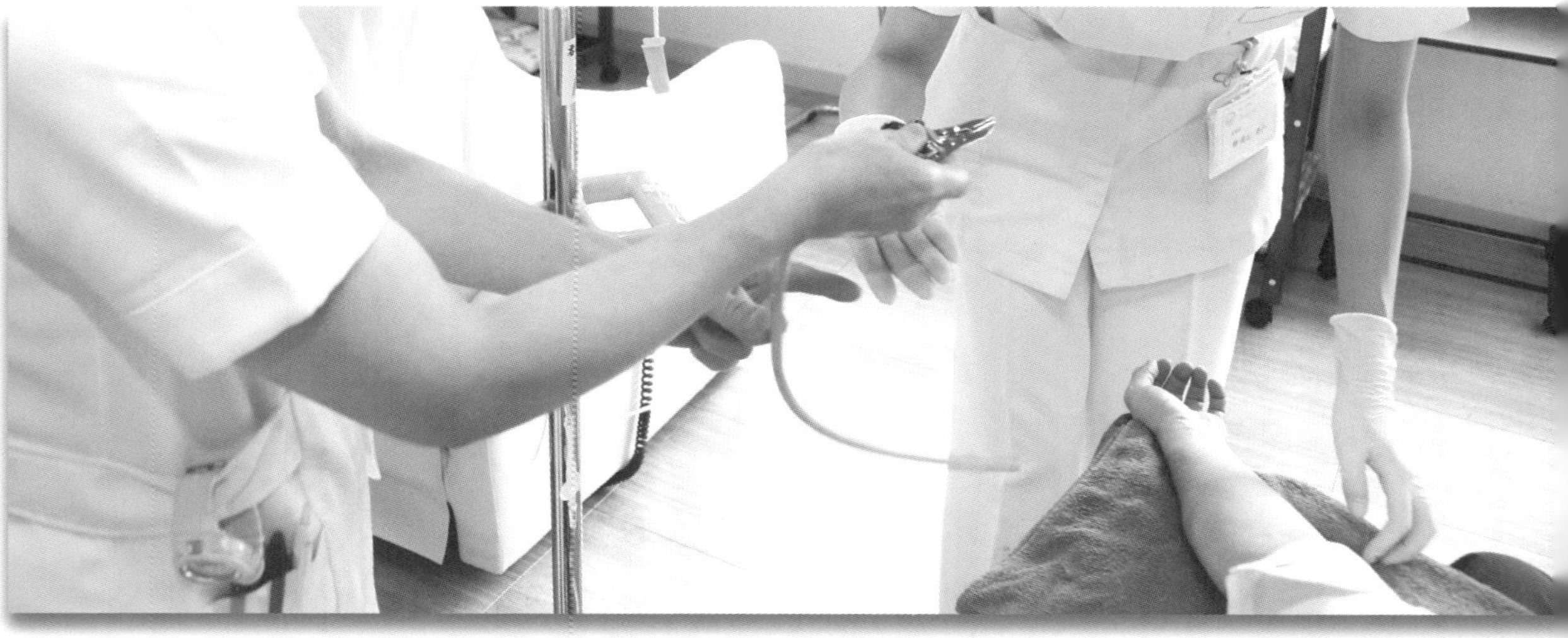

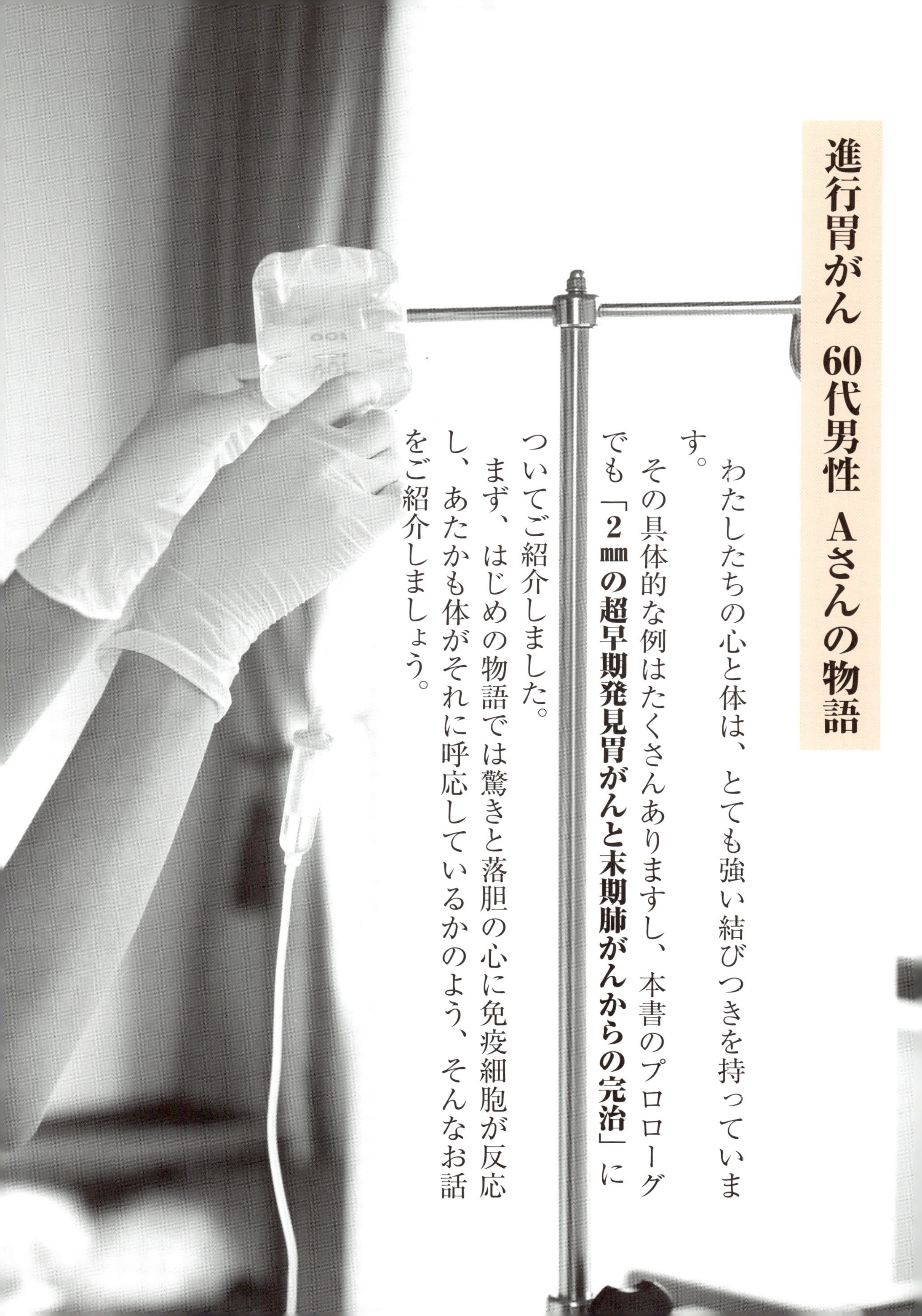

進行胃がん　60代男性　Aさんの物語

わたしたちの心と体は、とても強い結びつきを持っています。

その具体的な例はたくさんありますし、本書のプロローグでも「**2㎜の超早期発見胃がんと末期肺がんからの完治**」についてご紹介しました。

まず、はじめの物語では驚きと落胆の心に免疫細胞が反応し、あたかも体がそれに呼応しているかのよう、そんなお話をご紹介しましょう。

堀田式がん治療
物語1

ステージ4から決意できた3つの理由「自分のがんは必ず消える！」

■進行胃がん　60代男性　Aさん

Aさんは、いわゆる団塊世代の男性です。中小企業診断士として、定年退職まで多くの企業や経営者へのアドバイスを重ねてこられました。経営に関する知識もさることながら、様々な業種のクライアントへ対応するため、その業務ごとにさらなる勉強を重ねてこられたのは想像に難くありません。

「より良い対応を実行するためには、より正しい知識を得、自分で判断しなければならない」

この考え方が備わっていたと、Aさんはおっしゃいます。がんと診断される前は、わたしたちは誰しも、がんという病気のことをなかなか知ろうとはしません。

ある日、主治医からAさんへ告げられたのは、胃がんステージ4（腹膜播種）。もちろん、Aさんにもがんの知識は、この時点では全くなかったのです。しかしながら、大きなショックと、ご家族の動揺のなか、ご自分の考えに基づいてすぐに行動を始められました。

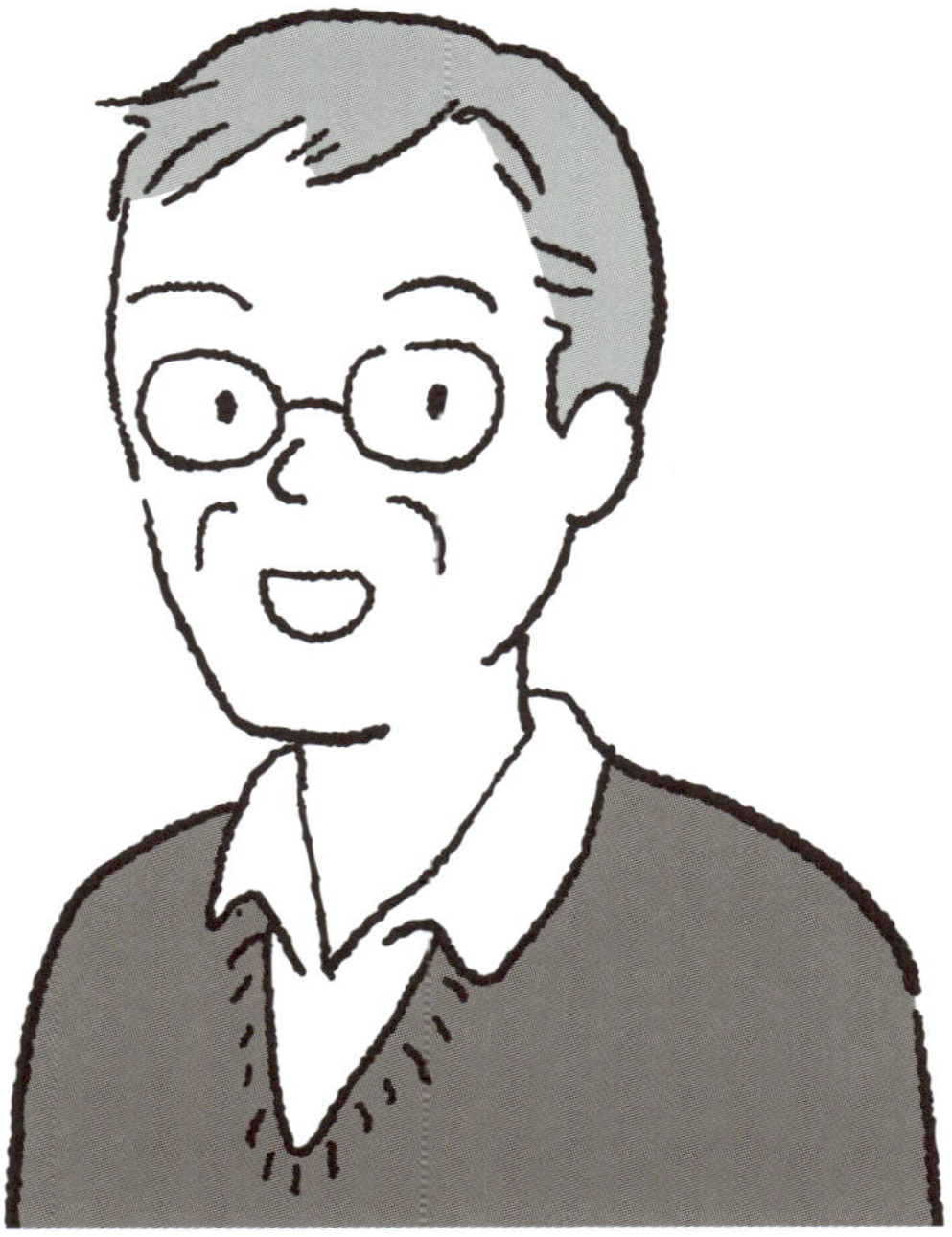

定年退職を迎えたAさんが、あまり食べられなくなり、体重が5kgほど減少し始めたのが2015年9月のこと。いくつかの薬を試してはみたけれど、食欲はあるのに食事量は全く回復せず、体重も落ちていく一方になります。これはどうもおかしいと感じ、胃カメラが上手と評判の病院で検査を受けましたが、その時には確かな診断は得られませんでした。そのた

め、12月に検査入院し、そして診断されたのが「進行胃がん」。即時、手術が行われ、胃を3分の2切除されました。

自分では、早期発見なので、これでもう大丈夫だと信じていました。しかし2016年1月、主治医から「進行胃がん、ステージ4」の宣告を受けたのです。

当時ステージ4が何なのかの知識もなかったAさんは、その意味を医師に確認されました。

「このままでは、あと1年の余命です」。返ってきた答えは、あまりにも衝撃的でした。

ほんの3カ月前に、どうもごはんが食べられないと思っていただけなのに、いきなりあと1年の余命宣告を受けた驚きは計り知れませんでした。

本人以上にご家族のショックは、より深刻だったようです。しかし、ここからのAさんは長年仕事で培われた経験を糧として、その力を発揮されることになります。

「このままだとあと1年しか生きられません、と言われたのですからショックがないはずがありません。まだまだやりたいことがたくさんありました。家族はわたし以上に打ちひしがれていたのですが、わたしは努めて冷静に考えようとしました。余命の宣告は、このまま何もしなければ……という意味だと捉え、ならばまだまだやるべきことがあるはずだと考えました」

このようにお話しするAさんは、しっかりとした知識を得るため、宣告を受けてからの2カ月間、「1日1冊」がんやがん治療に関する書籍を約60冊読まれ、自分なりに理解されたのです。**「確かに、インターネットには多くの情報があふれていますが、信用に値するのかどうかに大きな疑問を持たざるを得ないようなものが多くあります。その点、本には信用に値する情報や治療法が数多くあるように思ったのです。もちろん、がんや治療に対する考え方や意見の違いなどはありますが、本から得られるものは大きかったです。読んでいるうちに、気持ちが変わってきたことも大きかったですね。あきらめてたまるものかと強い気持ちになりました」**

抗がん剤治療をはじめたAさんがご自分でたどり着いたがん治療は、「温熱療法（ハイパーサーミア）」「高濃度ビタミンC点滴療法」「食事療法」です。たくさんの書籍を読破した末に、当クリニックを訪ねてこられました。すでに多くの知識を得ていたAさんですが、わたしの話もきちんと聞き入れる素直な気持ちをお持ちでした。

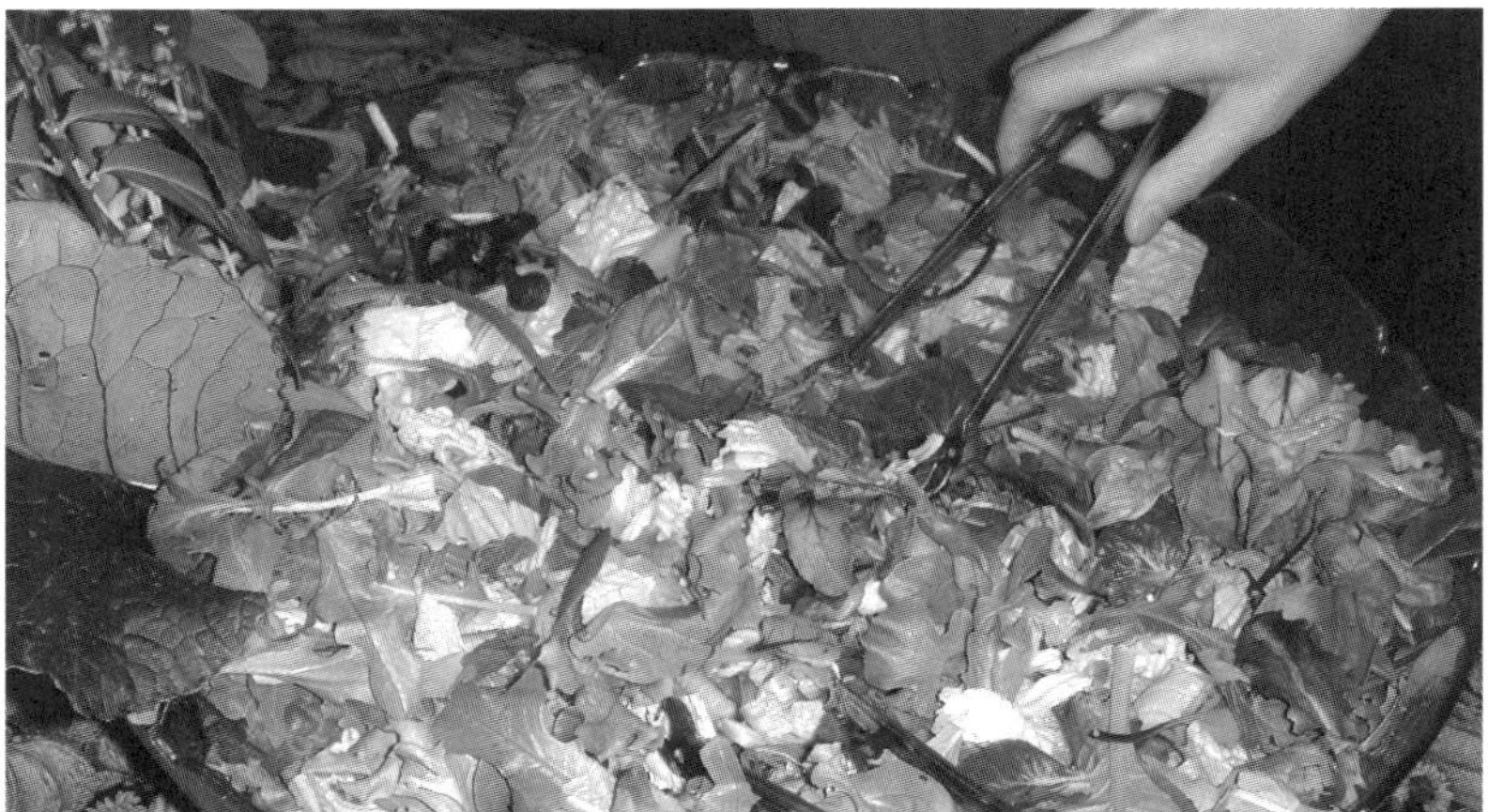

豊富な野菜をとる食事

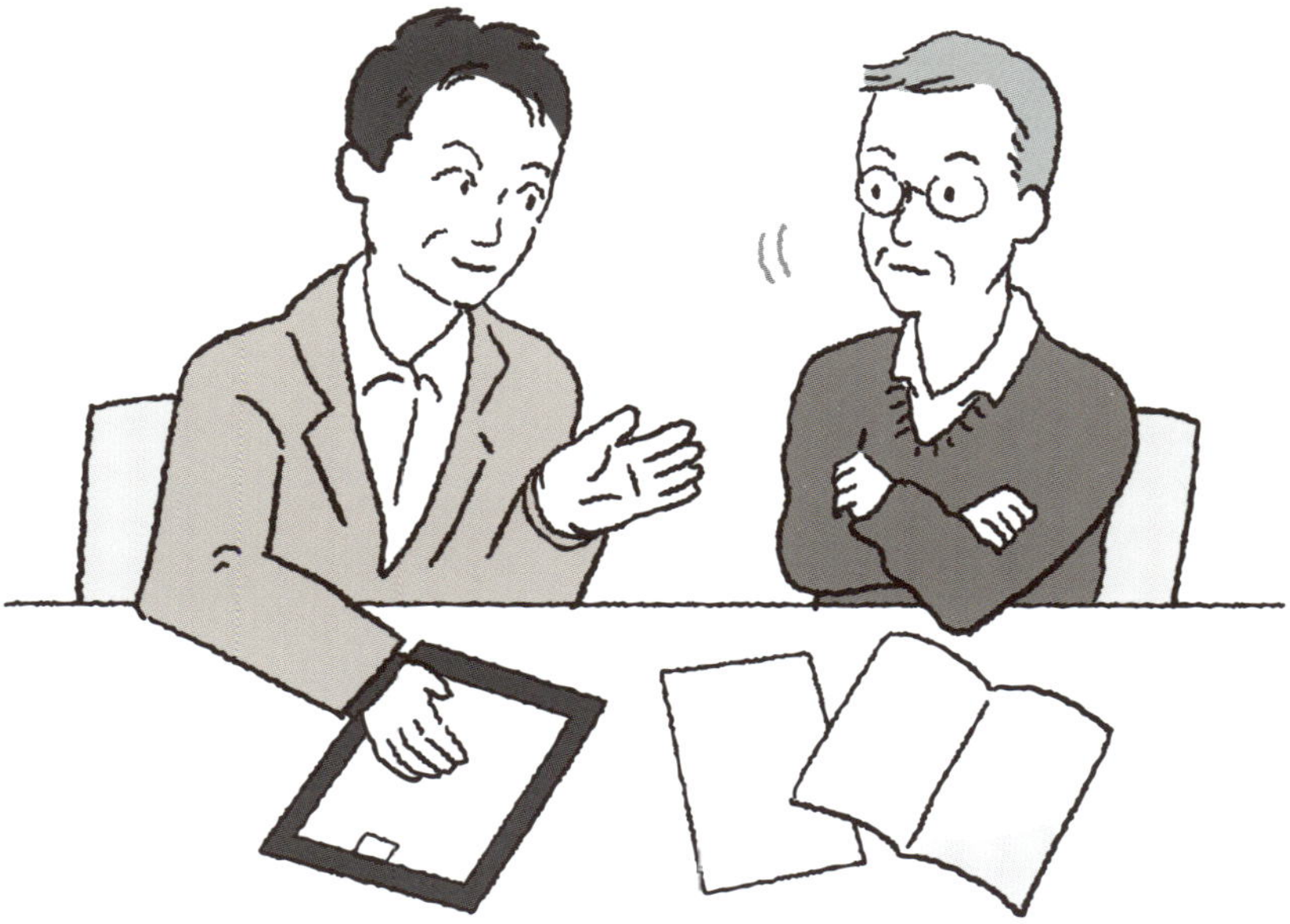

「堀田先生は、わたしの話や治療法の提案などもきちんと聞いてくださり、それに対する的確なアドバイスや指導も行ってくれる一番の相談相手です」とAさんから言っていただけるほど、わたしたちは何度も話

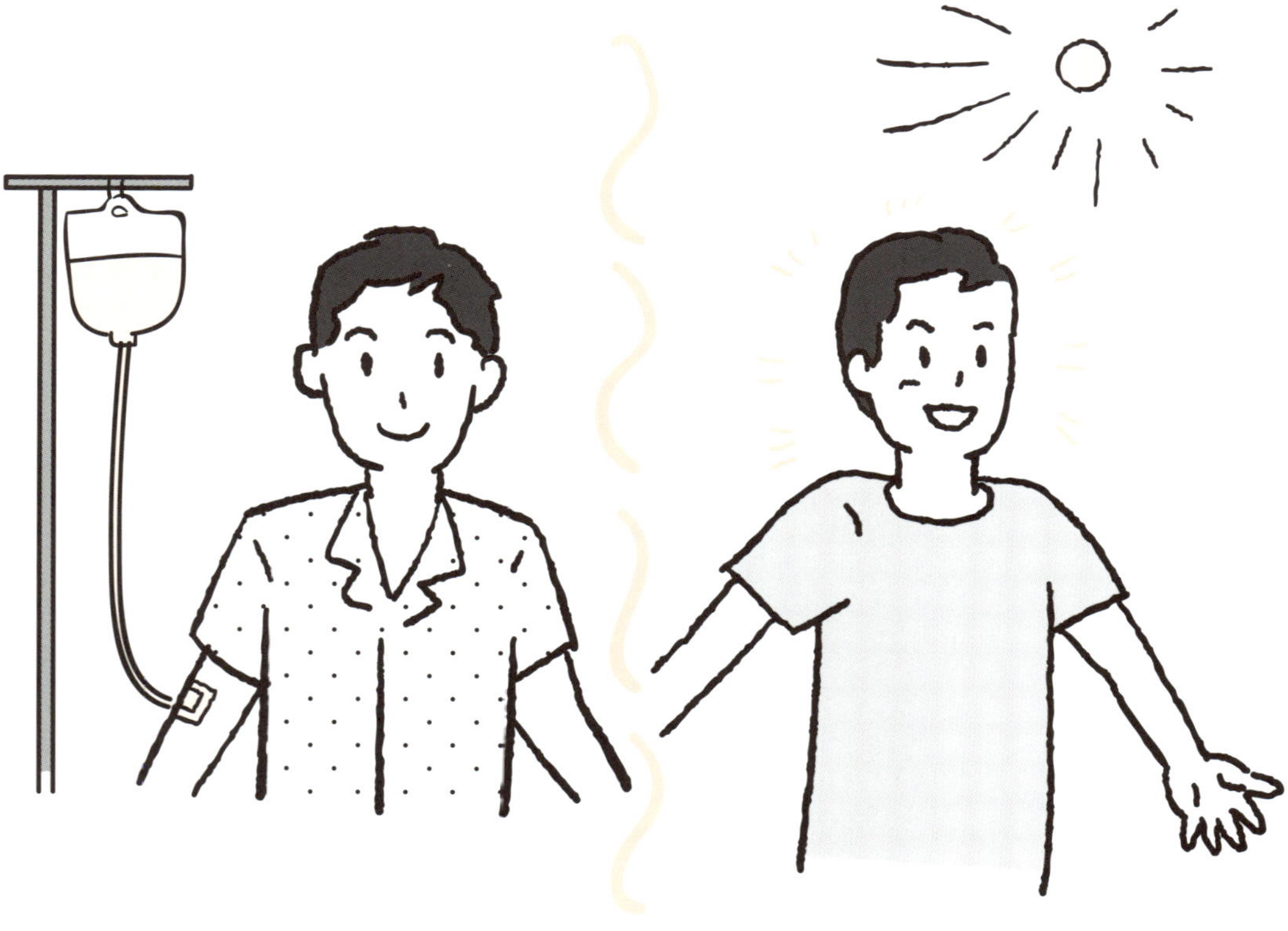

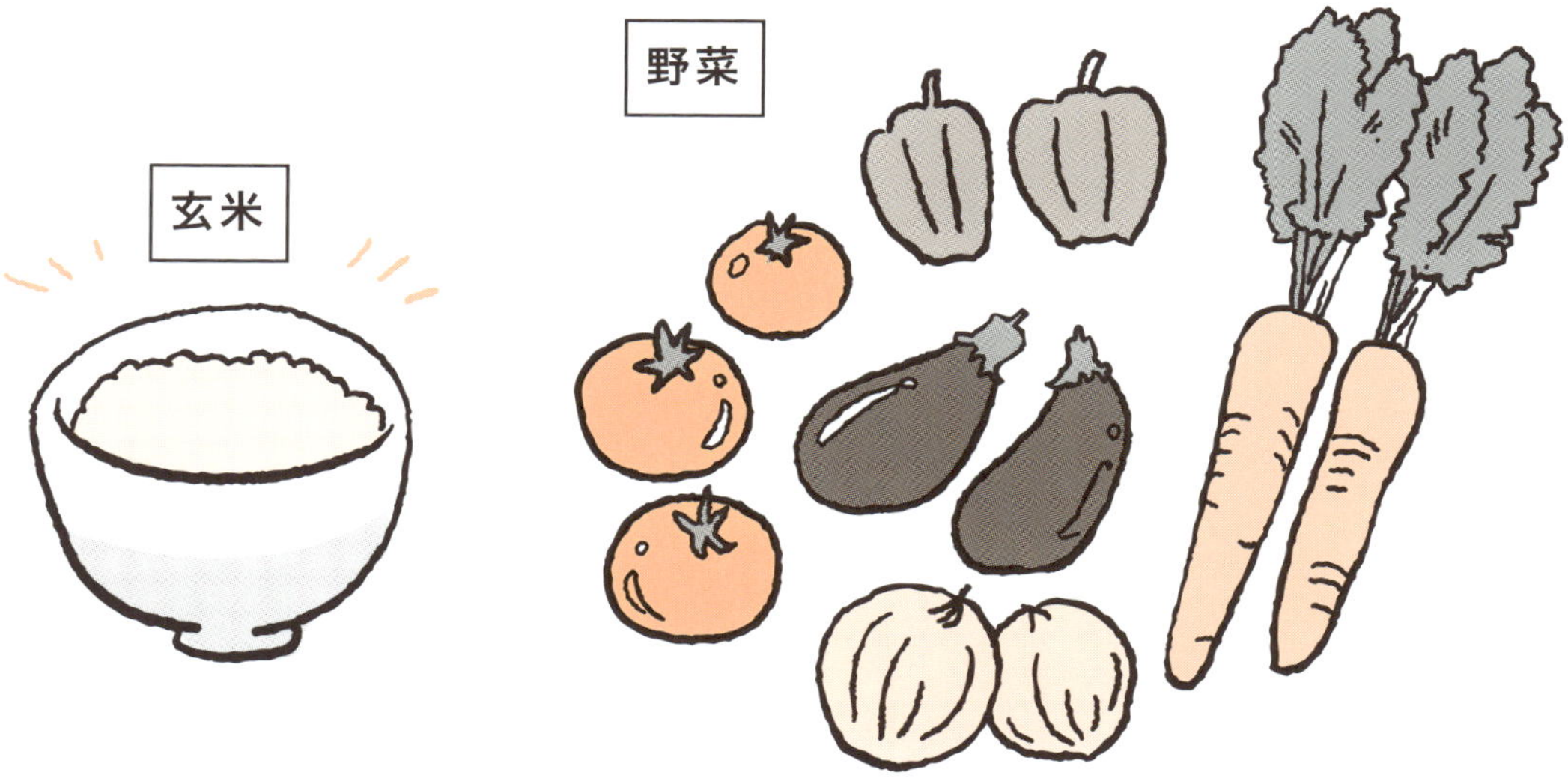
玄米
野菜

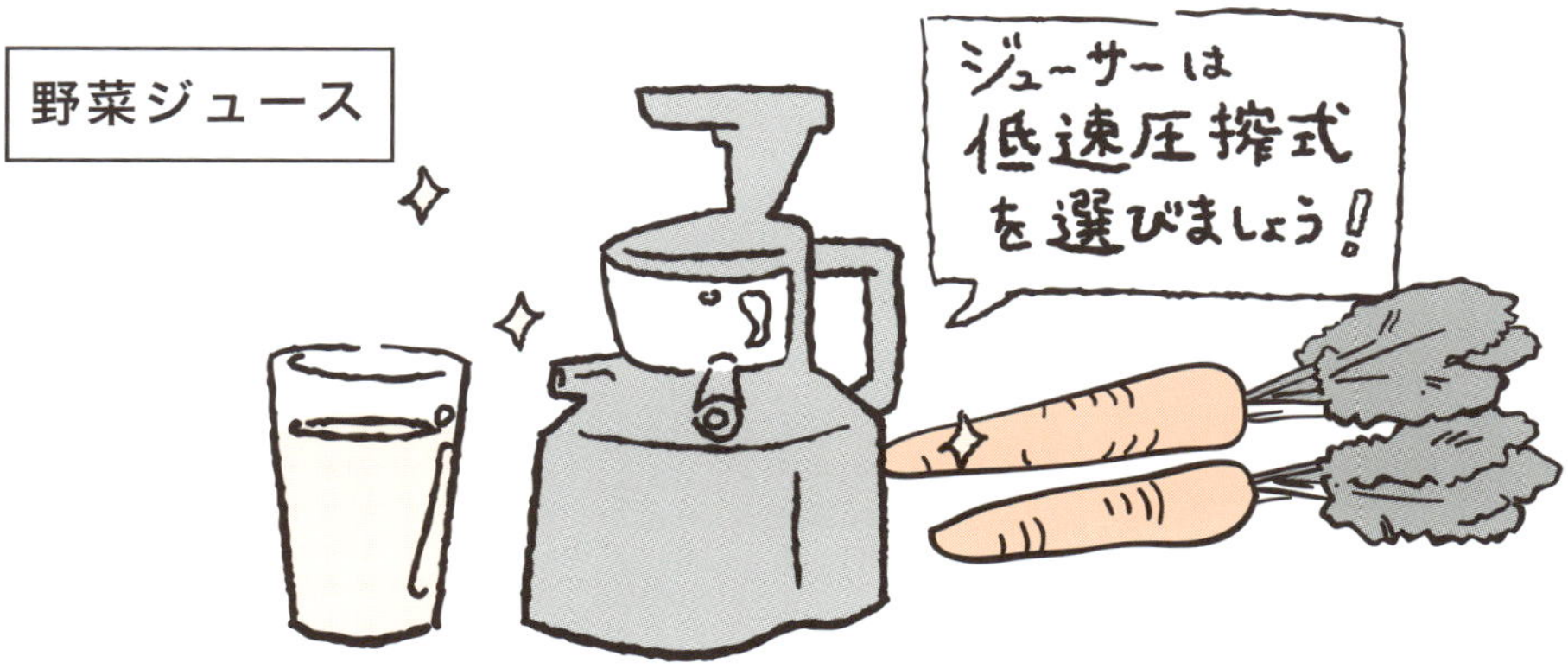
野菜ジュース
ジューサーは
低速圧搾式
を選びましょう！

し合い、意見を交換するなかで信頼関係を築くことができました。

抗がん剤治療、温熱療法とともに、当クリニックにて高濃度ビタミンC点滴を行ったところ、２０１６年８月、PET-CTにて「がんは見当たらない」との診断にまで至ります。Aさんの場合、抗がん剤の副作用として「手の強いしびれ」を感じていたこともあり、がんが見当たらないとされた時点で、抗がん剤治療を減量し、温熱療法と超高濃度ビタミンC点滴は頻度を下げつつ継続し経過を見守られましたが、体調はすこぶる良好でした。

しかし、７カ月後の２０１７年３月にPET-CTでがん再発（腹膜に４か所、腹壁に１か所）の診断となりました。再び抗がん剤を以前の量へ戻し、温熱療法、高濃度ビタミンC点滴の回数を増やしました。しかしAさんの「あきらめない心」は何ら変わることはありません。そして再び驚くべき出来事が起こります。

「実はおへそのあたりに大きなしこりができていました。これは、がん由来のしこり

だったのです。堀田先生に相談すると、低分子化フコイダンを試してみてはどうか、ということで早速試したのですが、これがなんとみるみるしこりが小さくなっていきました。もうびっくりです」

医師としては、現時点では確かなことは言えませんが、Aさんはある確信を得られています。

「わたし自身、一度がんが消えた後、再発してしまった理由も自分の中で思い当たるところがあります。そして、がんはコントロールできるのではないか、このように思っています」

さらに3カ月後のPET-CT所見では腹壁の腫瘍をはじめ多発腹膜播種のほとんどに集積像は認められていません。

■Aさんの場合

進行胃がんステージ4

■希望クリニックでの治療

高濃度ビタミンC点滴療法　P85

低分子化フコイダン　P91

食事療法　P87

胃がん術後　多発腹膜播種　PET-CT 検査

2016年8月 術後の再発なし　／　2017年3月 再発　／　フコイダン摂取後3カ月（6月） 腫瘍3／4改善

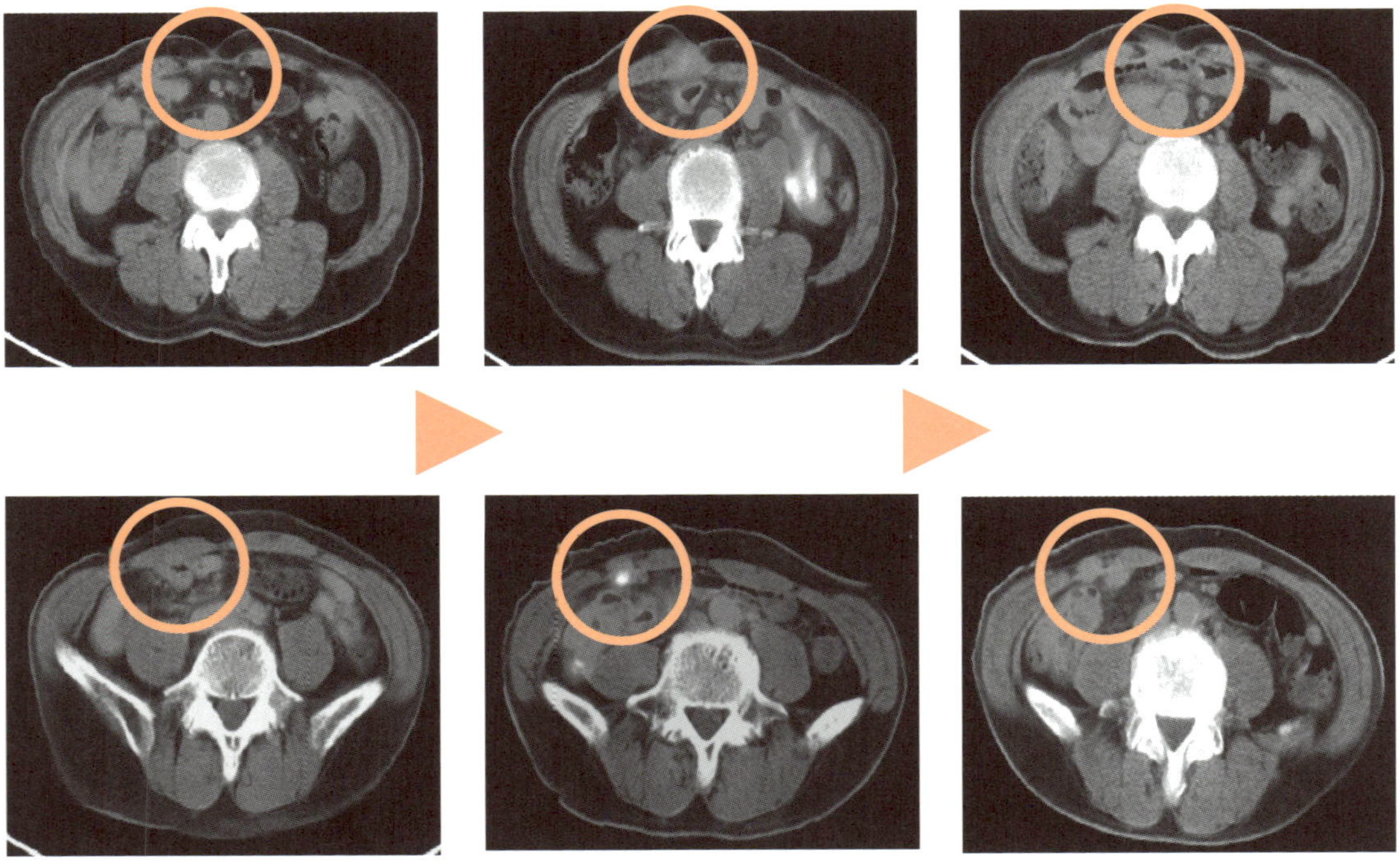

胃がん　50代男性　Bさんの物語

ある日突然の「がん宣告」は、
人生に大きな影響を及ぼします。
家族、仕事、心……。
うつ状態にまで追い込まれたBさんを変えたのは、
自分で選ぶがん治療でした。

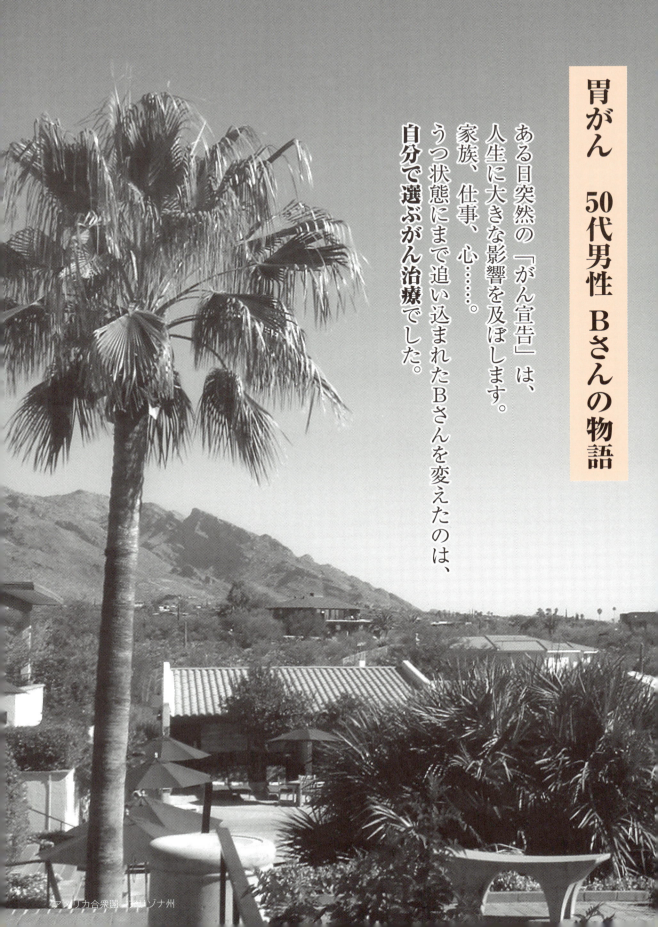

アメリカ合衆国　アリゾナ州

堀田式がん治療
物語2

「いま生きている！」うつ状態から抜け出せた希望のがん治療

■胃がん　50代男性　Bさん

最初は胃の上部に時々痛みを感じ、徐々にその頻度が多くなってきたそうです。とうとう我慢できなくなり病院へ行ったところ、下された診断は胃がんでした。しかし、お母様が10年ほど前に胃がんの手術を受け、その後の経過が良好だったこともあり、手術ができればがんは治せる、とそれほど深刻には考えていませんでした。

ところが、がんの知識がほぼなかったこともあり、インターネットで調べてみたところ、出てくる情報は基本ネガティブな悲しい話ばかりで、一気に不安に襲われました。奥様やお子様、ご家族のことを想うとさらに不安になり、半ばうつ状態にまでBさんは追い込まれました。

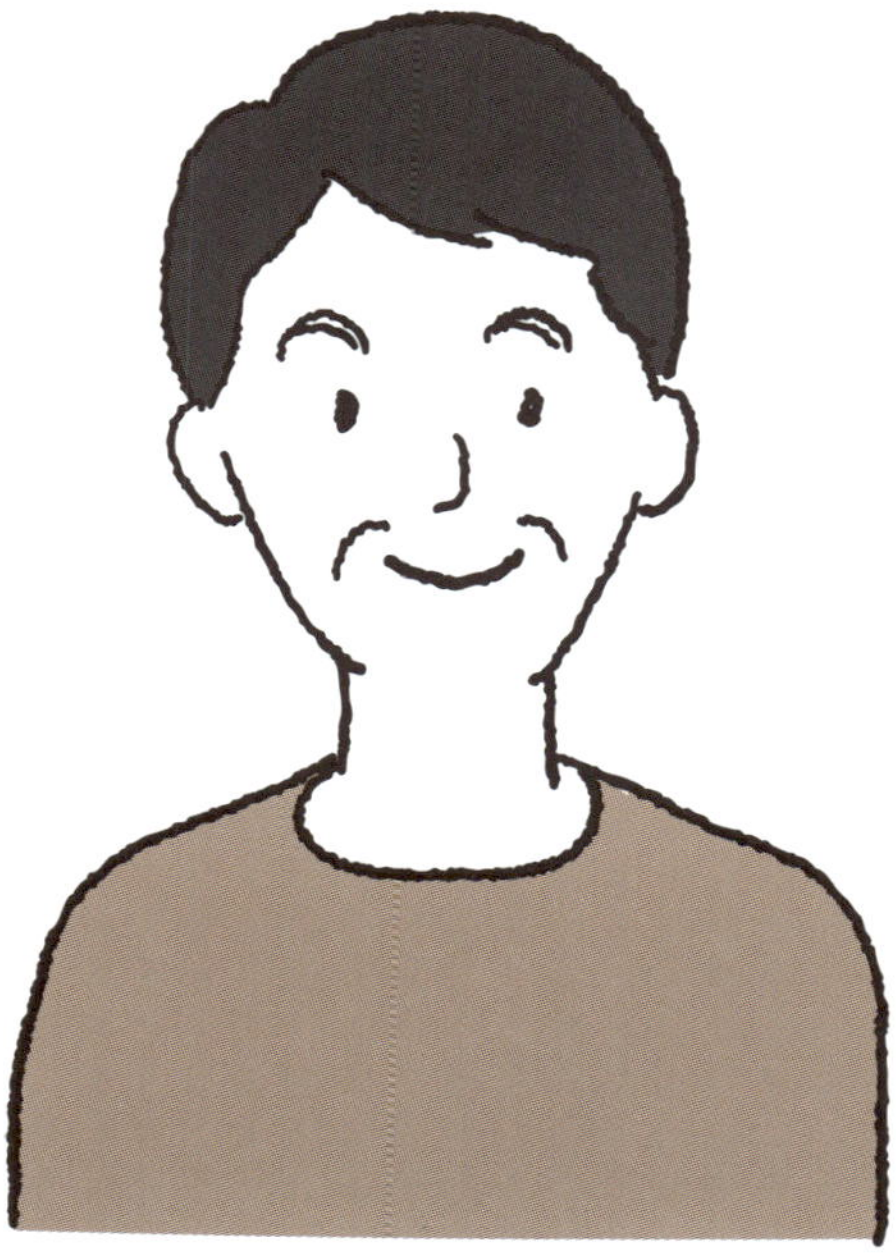

「家族には明るく振る舞うべきなんだろうか、とも思いました。でも、それには無理があると感じるほど気持ちが弱っていましたので、特に取り繕うことはやめました。子どもたちにもありのままを見せて、もしわたしが亡くなってしまったら、将来自分の体調管理に留意するようになればいいかな、と考えるようになりました」

しかし、術前のCT検査で、「肺に影が見え転移の可能性があります。PET-CTで大腸にも反応があり悪性腫瘍の可能性があります」と検査を行うごとに悪い情報が追加されていき、気持ちが再び落ち込んでいきました。

結果的に手術後「胃がんステージ2a　5年生存率は80％」と説明がありました。しかし、Bさんは手術でがんが取り切れたにもかかわらず、生存しない残り20％のことばかりを考え、さらにうつ状態になってしまいます。

当クリニックにいらっしゃったのはこの時期です。すでに、免疫細胞療法の知識をお持ちだったのですが、かなり落ち込んでいる様子でした。

Bさんが選ばれた治療は、2週間に1回の免疫細胞療法と週1回の高濃度ビタミンC点滴、そして体質改善のための梅エキス

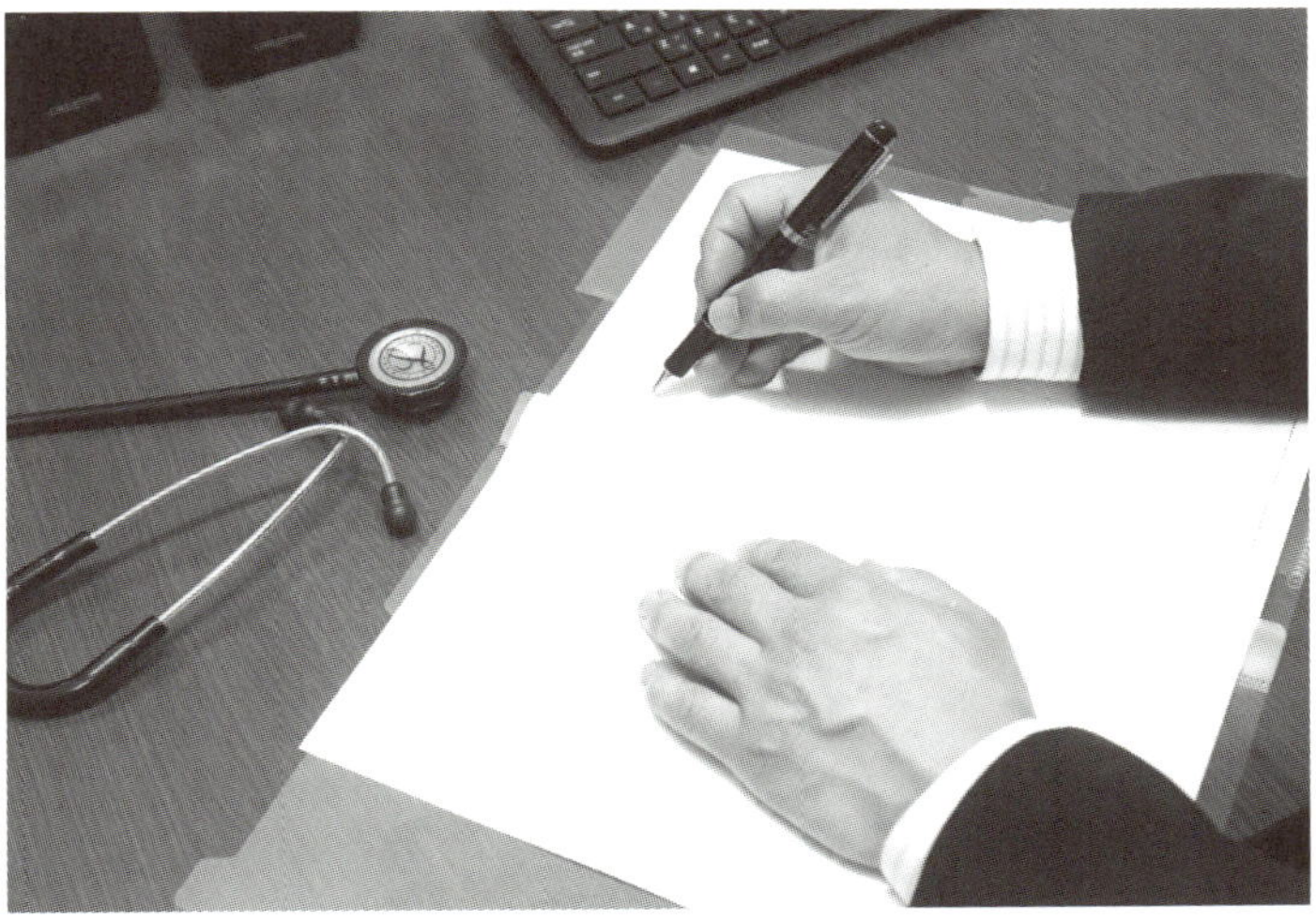

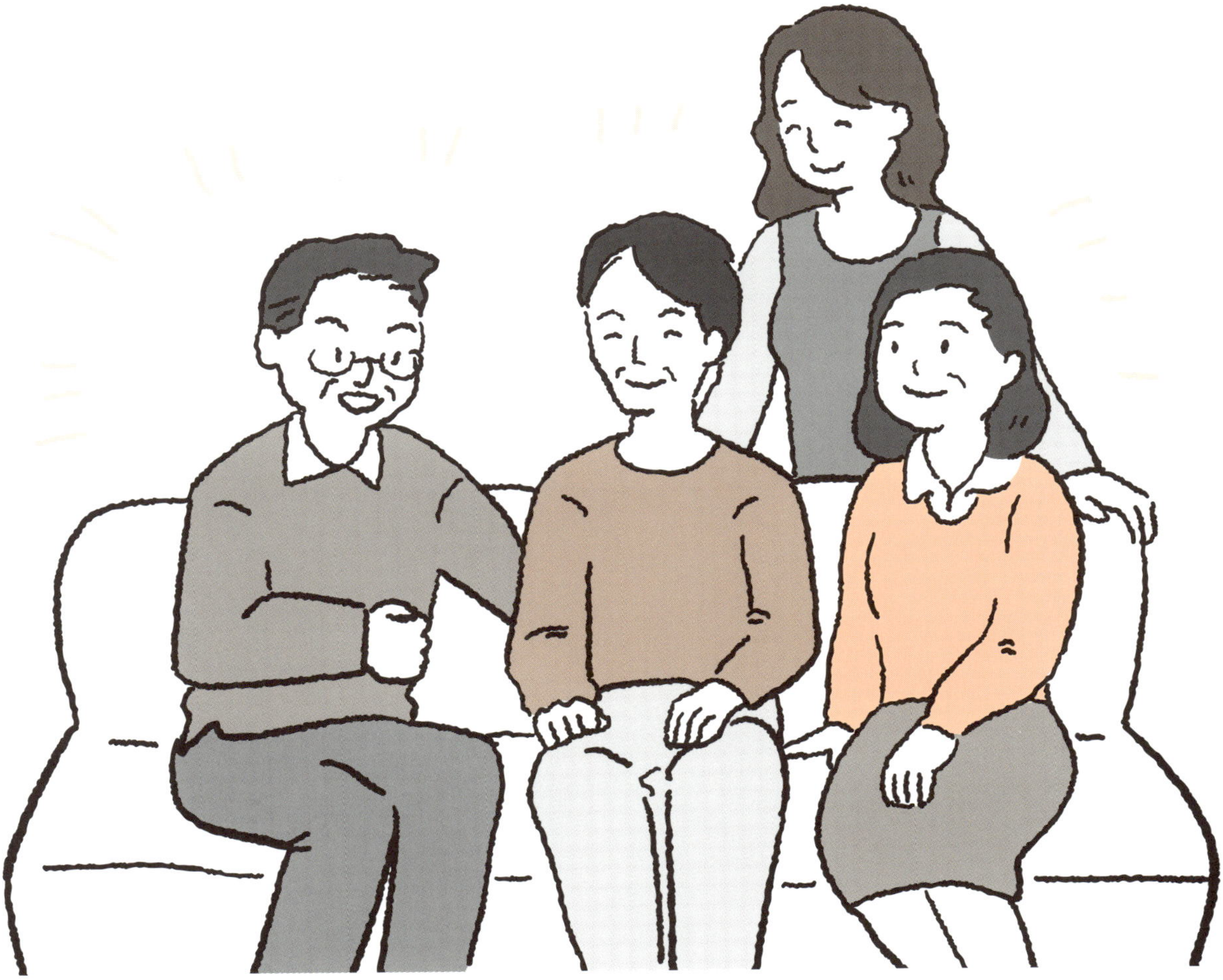

です。再発防止目的の免疫細胞療法は約1年半で終了され、現在は高濃度ビタミンC点滴と梅エキスを継続中です。「手術後、いわゆる標準治療に専念し、主治医の指導を受ける方法もありました。でも5年間再発しないことを願いながら、定期検査を受けることに疑問を感じ不安に思っていました。健康なら5年生存率はほぼ100%です。でも、体の中にがんがあるので、それが80%になってしまっている。そう考えると、ますます落ち込むばかりでした。

そこで、わたしは積極的な治療に取り組むことにしました。また、堀田先生からは、体質改善、というテーマもいただき、それに向けて頑張ろうと思いました。それで、徐々にうつ状態から抜け出すことができたのです。

それまで特に体質改善などは考えていませんでしたが、今は体質改善にも取り組んでいます。3年が経過し、再発、転移は現在のところはありません。免疫細胞療法や高濃度ビタミンC点滴に取り組んできたことが、わたしの場合は大きな心の支えになりました。

今、思うことですが、がんと診断されて心も病気になってしまったのだと思います。がんは今のところ、おとなしくしてくれています。とりあえずは、人事を尽くして天命を待つというぐらいに、心も体質も考え方も変わりましたよ(笑)。

堀田先生と出会って始めた治療は、自分で取り組んでいるという感じがとてもします。それが、今の心の状態の裏付けかもしれません。術後に毎晩見ていた悪夢も、今は全く見なくなりました。

とにかく、わたしは今、生きています!」

■Bさんの場合

胃がん　ステージ2a

■希望クリニックでの治療

免疫細胞療法　P80
高濃度ビタミンC点滴療法　P85
梅エキス　P90
食事療法　P87

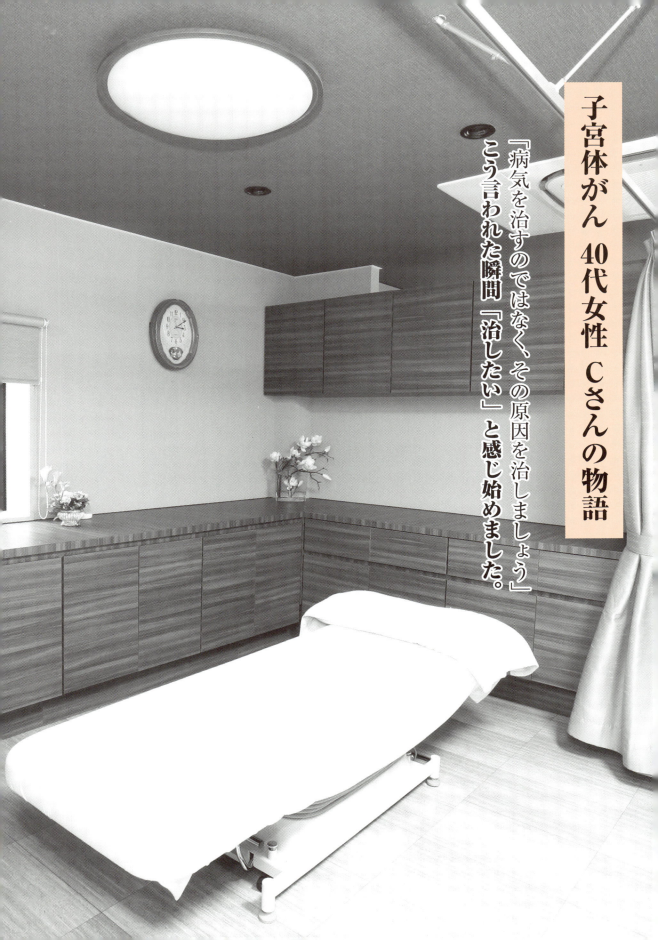

子宮体がん　40代女性　Cさんの物語

『病気を治すのではなく、その原因を治しましょう』
こう言われた瞬間「治したい」と感じ始めました。

堀田式がん治療
物語3

がんが奪ったものは大きいけれど得るものはそれ以上にたくさんあった

■子宮体がん 40代女性 Cさん

Cさんはもともと生理痛が重く、数年前からポリープも確認されていたとのことです。定期的な間隔で健診を受けてきたなか、最終的に子宮体がんと診断されました。**「手術前は初期がんということでしたが、卵巣にも問題があることが発覚しました。転移かもしれない、ということで念のため抗がん剤治療も受けることになりました。とにかく仕事も会社も大好きでしたので、本当はすぐに復職するつもりだったのです。でも、抗がん剤治療を続けることになってしまって、結局会社へは行かないまま退職することになりました」**。入院中にがん治療についていろいろ調べていて見つけた「高濃度ビタミンC点滴」を希望され、当クリニックを受診されました。大好きな仕事と会社を辞めざるを得なくなったCさんは、おそらく無力感や漠然とした大きな不安に覆われていたのだと思います。仕事を続けられなくなった喪失感は、自己免疫力を後退させこそしますが、向上する要素ではありません。わたしたちはいろいろなお話をしました。

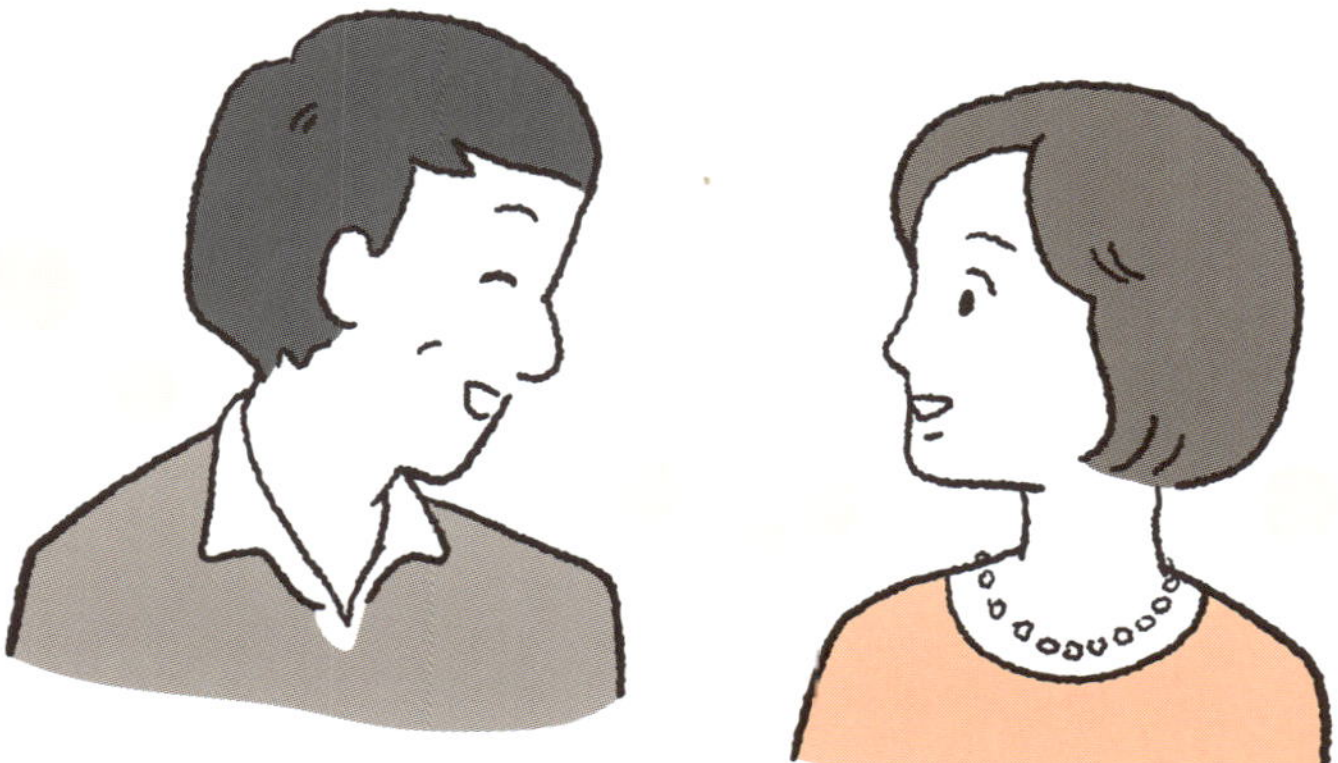

「単に補助的ながん治療をということで希望クリニックを訪ねました。でも、堀田先生との話の中で、がんという病気を治すのではなく、その原因を取り除きましょう、と言われて目の覚めた思いでした。直接のがんの原因かどうかはわかりませんが、仕事が大好きでしたので、いろいろと無理を重ね自分をあまり大切にしていなかったのかもしれないと思いました」

「治しましょう！」と考える医師と「治してみせる！」と決意した患者さんの力は「１＋１＝２」ではありません。そのためには互いにきちんと話をすることがとても大切です。こう話してくださったCさんの「治してみせる」というスイッチがこの時カチッと入ったのかもしれません。

「一番つらかった時期は、手術後に入院している時でした。抗がん剤治療も始まることが決まり、仕事も離れてしまいましたし、とても不安が大きかったです。でも、今は失うものばかりではなかったのだな、と思えるようになっています。がんになってから、周りの風景が見えるようになりました。その風景は、もともとあったはずなのに、全く見えていなかったのだなあ、と思います。食事もきちんと心から、いただきます、と言えるようになりました」

そして、大切な人についても話してくれました。

「がんと診断されてからも夫は全く動じた素振りを見せませんでした。でも本当は悲しかったのだとは思います。でも、はっきりと『大丈夫、心配ないから、治るから』

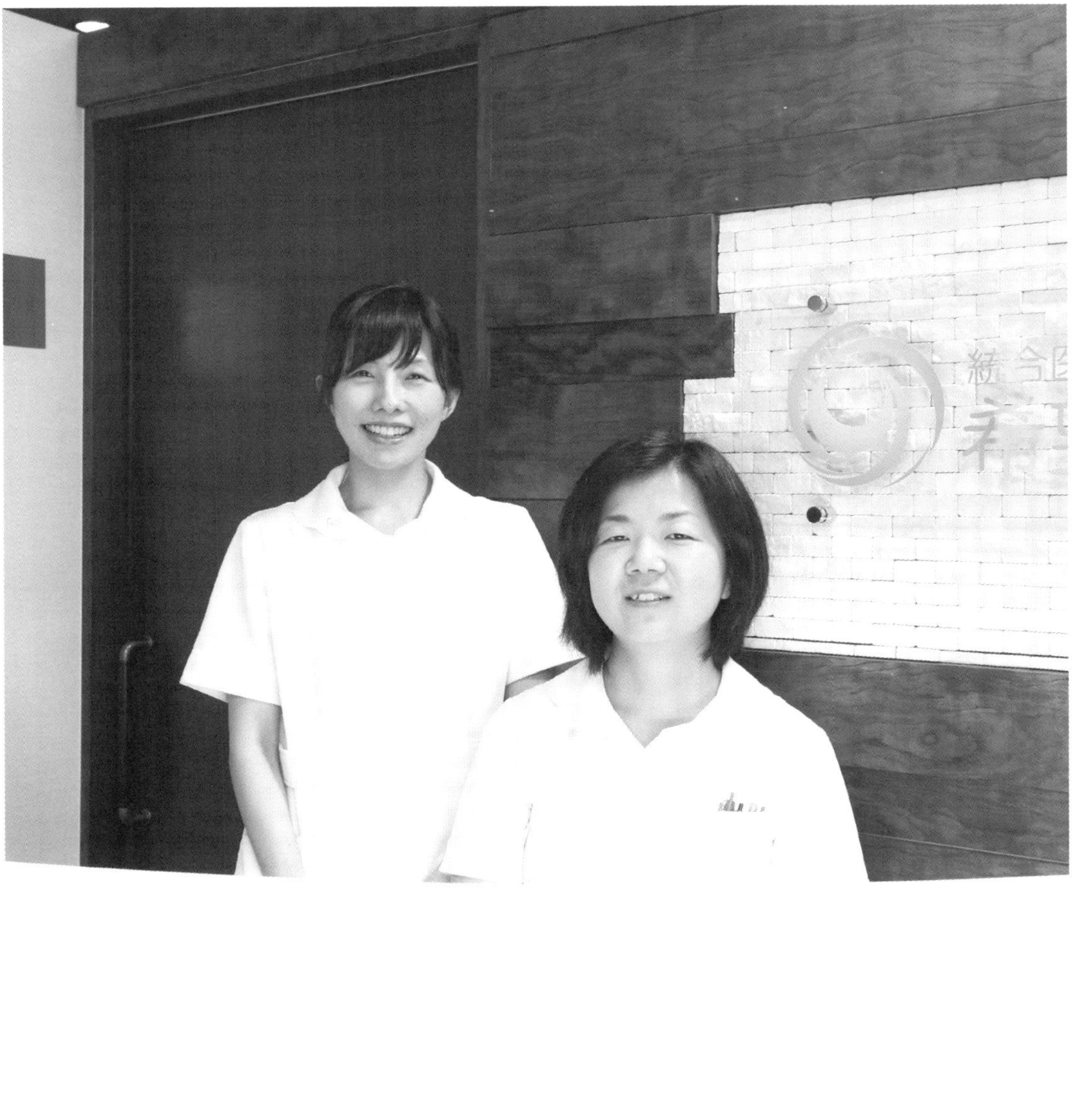

そう言ってくれました。結婚をして10年を越えましたけど、改めて感謝と尊敬の気持ちがとても強くなりました。もちろん、もう二度と病気はしたくありません。でも、同時に今の体験はきっと大きな意味があったのだと思えています」

今は、抗がん剤治療も終えて、通院は月に一度の定期健診。そして、当クリニックでも体質改善目的で漢方と高濃度ビタミンC点滴を続けながら経過を見守っています。大好きな仕事を一度は失ったけれども、それに代わるいくつものことを再発見され始めているCさん。自己免疫力向上と体質改善については、食事以外にも強い興味を持たれています。人間の脳は楽しいことをしているとき、なかなか疲れを感じないようにできているといいます。楽しんでいる人は、疲れにくい人でもあります。楽しいこと、好きなことに触れるのは、とても大切なことです。「疲れているなあ」と思うとき、休んでみる、という選択以外にも、楽しいことをする、好きなことを選んでみよう、という気持ちが芽生えてきました。

「ヨガ教室に通っていますが、80歳を超えた方ともお話しします。とてもお忙しそうなので、『疲れないのですか』とお尋ねすると、返ってきた答えは、『楽しいことをしているのに疲れるわけはないよ』と。

現在わたしは、先生のサポートで別の会社に転職して仕事を再開しています。無理はしないで、好きなこと、楽しいことをするのでとても有意義な時間になっています。がんになる前は、考えもしなかったわたしが今ここにいます」

■Cさんの場合
子宮体がん

■希望クリニックでの治療
高濃度ビタミンC点滴療法　P85
ビタミンC（サプリメント）
梅エキス　P90
漢方
心理セラピー　P94
食事療法　P87

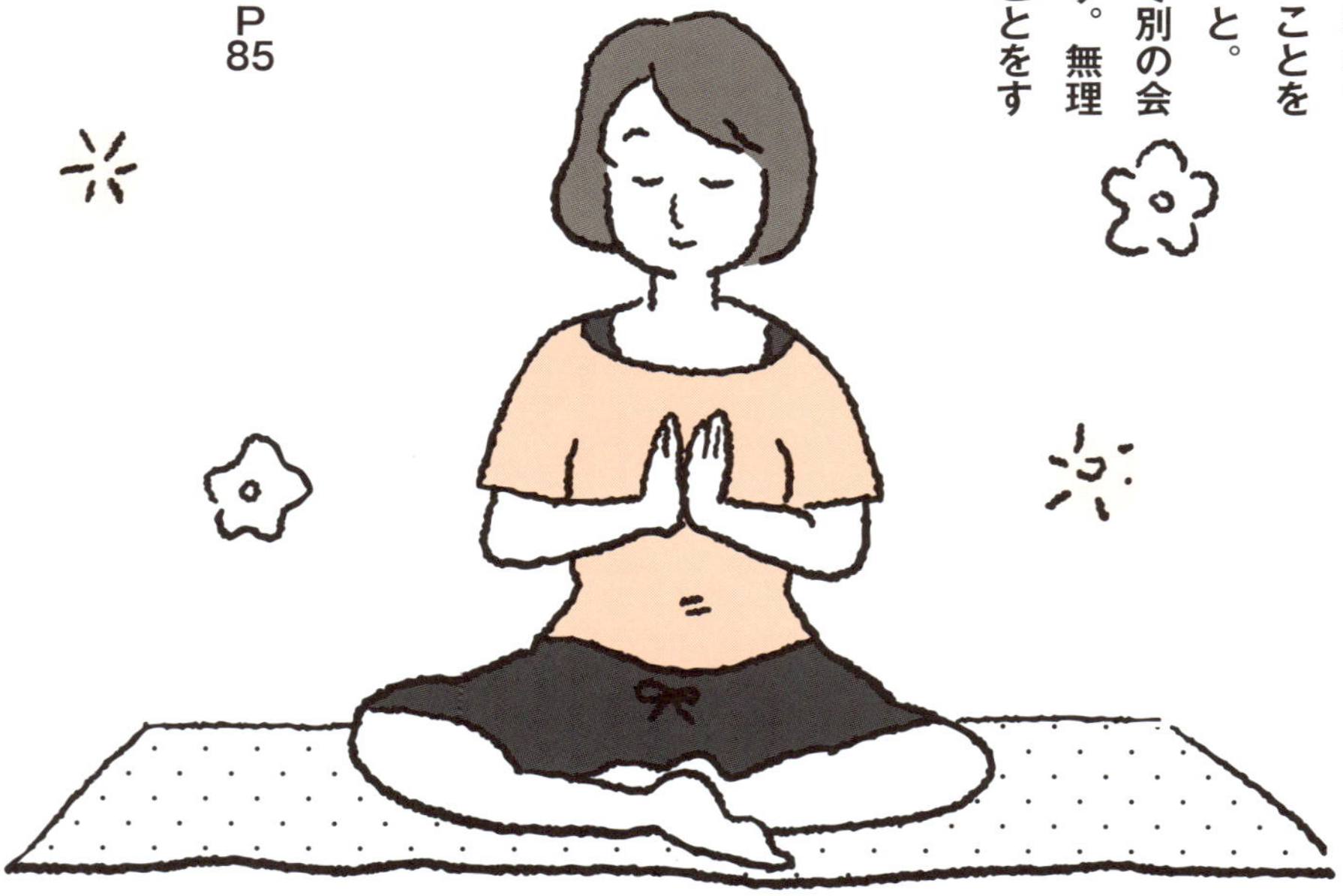

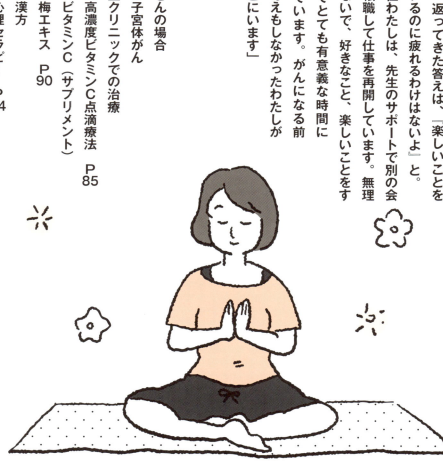

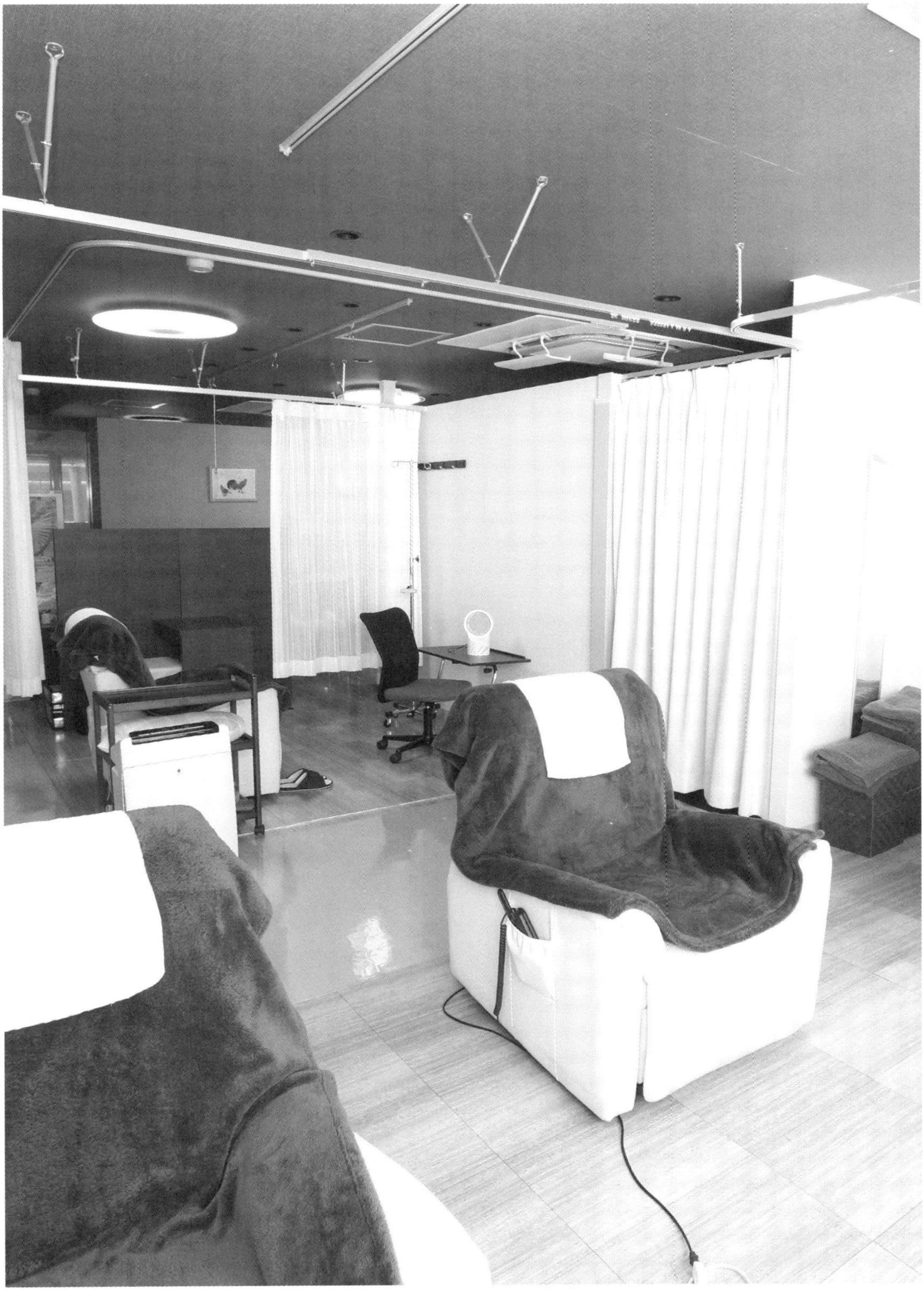

肺腺がん　60代女性　Dさんの物語

いま治療を受けている主治医とは別に、第2の意見を求めるのがセカンドオピニオン。やみくもに担当医を変えたり、転院したりではなく、他の医師にも意見を聞くことです。すべては「**患者さんが納得できる治療法を選ぶためのもの**」、それが統合医療としてのセカンドオピニオンなのです。

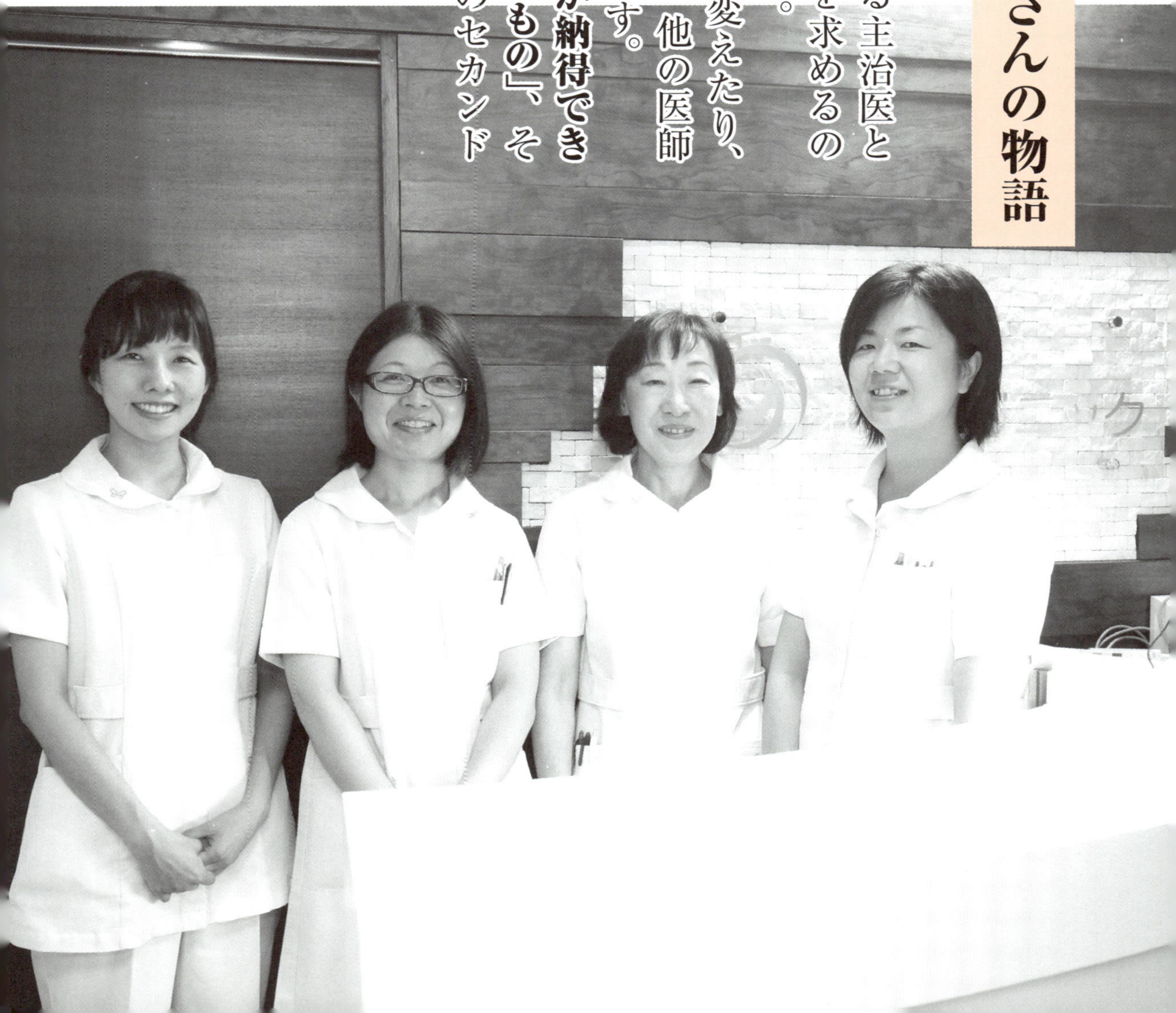

堀田式がん治療
物語4

手術ができないがん、さらに抗がん剤の強い副作用にどのように向き合うのか

■肺腺がん　60代女性　Dさん

Dさんは数年前の冬の健康診断で肺に影がみつかり、精査したところステージ1の肺腺がんと診断されました。ところが、手術してみると胸膜全体への播種が確認されステージ4で手術の意味がないと判断。そのままがんを取らずに手術を終えることになりました。

がんになるとご本人様はもとより、ご家族への影響も大きなものがあります。Dさんの場合も、息子様の心配は計り知れないものだったようです。

「息子はあまり顔には出さなかったのですが、ショックは大きなものだったと思います。でも、いろいろがんや治療に関する情報を調べてくれ、いつもわたしに、大丈夫だから、と励ましてくれました。とてもうれしかったですし、気持ちもだんだんと落ち着いてきたように思います」

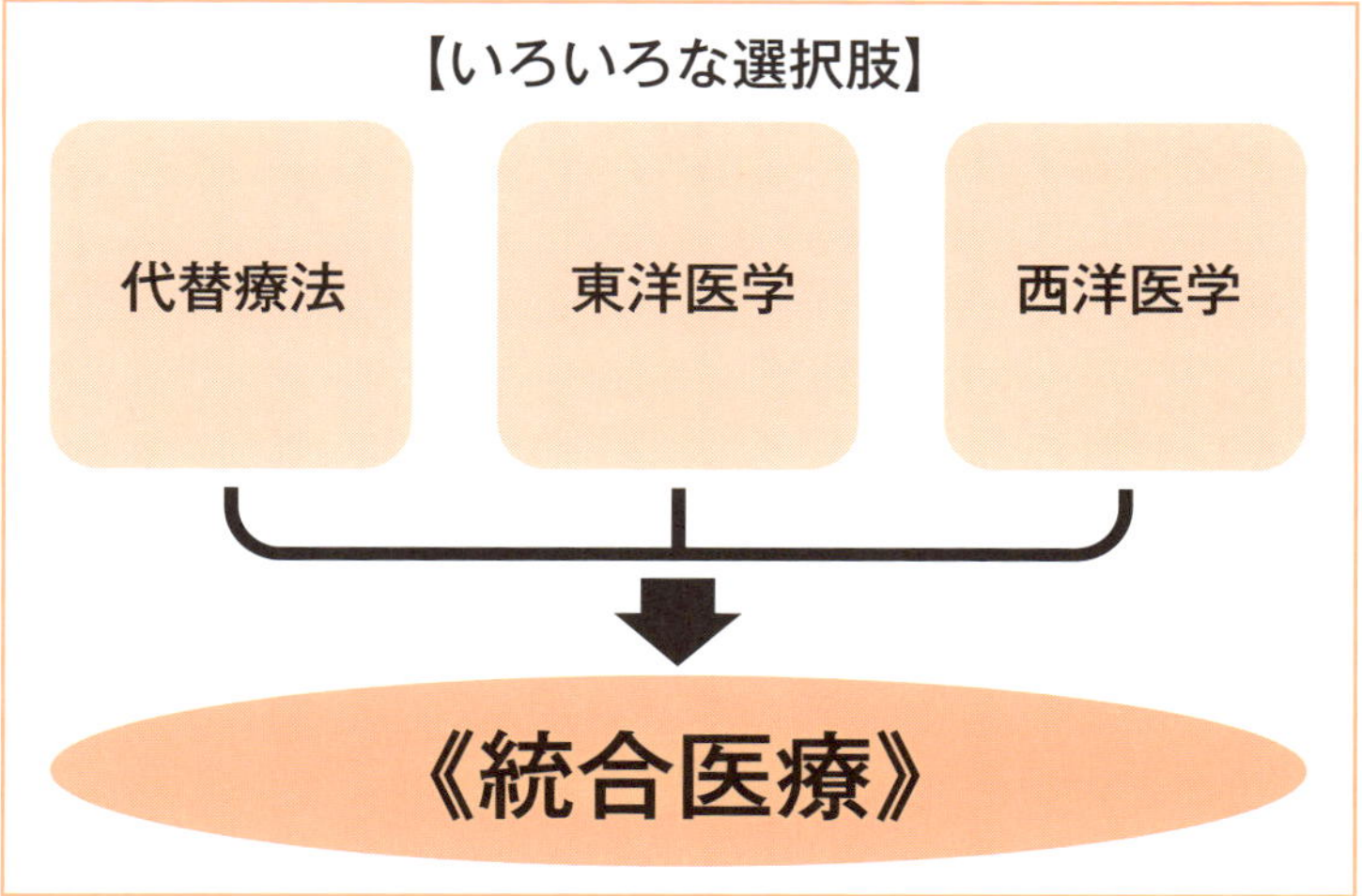

こう話してくれたDさんは退院の当日、息子様と一緒にそのまま当クリニックへ来てくださいました。励ましの言葉もさることながら、一緒に来てくれるということが、強い支えになったのだと思います。

ご自身は、統合医療についての知識はなかったのですが、インターネットなどで息子様が調べてくださり、次第にご本人もいろいろな情報を求めるようになったようです。ご家族とご本人がセカンドオピニオンを受けたことや統合医療の考え方を認識されたことは、あとになってとても大きな意味を持つことになります。

なぜなら、抗がん剤治療が始まるとDさ

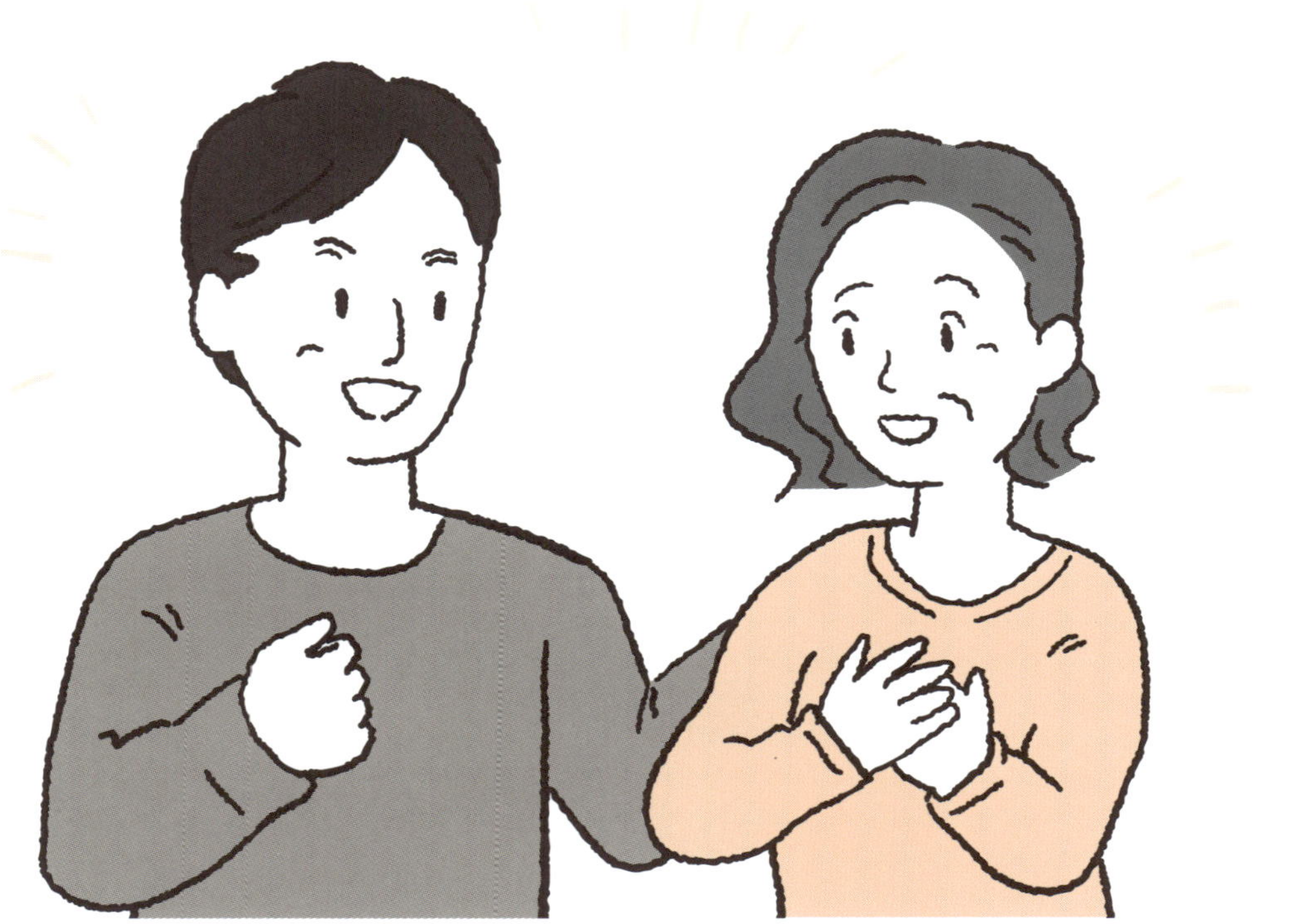

んは、予想をはるかに上回る副作用に苦しむことになったからです。

「とにかくつらかったですね。頭や顔への湿疹とかゆみがひどく、全く寝られない日々が続き、副作用の症状を抑えるために皮膚科に頻繁に通うことになりました」

Dさんは副作用のため抗がん剤を指示量服用できない状態であったので、免疫細胞療法と高濃度ビタミンC点滴をしっかり行いながら体質改善に取り組み始めます。

さらに玄米とニンジンジュースを主とした食事療法、梅エキスや漢方を取り入れたことで、抗がん剤の副作用は改善され、もともと悩まれていた冷え症もすっかりよくなりました。

治療を開始して5カ月目にはCT検査で胸水もなく20㎜×20㎜の腫瘍が15㎜×5㎜に縮小していました。

1年後には間質性肺炎の恐れがあるため抗がん剤治療も中止し、高濃度ビタミンC点滴と漢方を継続されました。

ところが、その半年後の定期検査で腫瘍が再び大きくなってきていました。

そこで、抗がん剤治療と免疫細胞療法を再度始めました。心配された間質性肺炎の兆候もなく、3カ月後のCT検査で再び縮小が確認されました。

現在も抗がん剤治療を継続されていますが、副作用は全くありません。

「最初の抗がん剤治療による副作用の苦しみを思えば、嘘のようです。抗がん剤に体が慣れてしまったのかもしれませんが、冷え症もなくなり自分の体に確かに免疫力がついてきているのだなあ、と思います」

Dさんのほっとしたお顔を見ていると、わたしもとてもうれしくなります。また、息子様の存在がとても大きく、時には厳しい言葉も掛けておられるのも想像できます。その言葉がまたDさんの免疫力向上に作用している気がしてなりません。

「息子と先生方、そして周りの皆様に感謝の気持ちを忘れないで、このままがんが消えていくような生活習慣、治療を続けていこうと思います。今、がんになって悩んでいる方には、あきらめず、生きる希望を失ってほしくありません」

こんな力強い言葉を聞かせてくれたDさんは、これからもどんどん自己治癒力、免疫力を高めていかれるに違いありません。

■Dさんの場合

肺腺がん　ステージ4

■希望クリニックでの治療

免疫細胞療法　P80

高濃度ビタミンC点滴療法　P85

梅エキス　P90

夏白菊

漢方

食事療法　P87

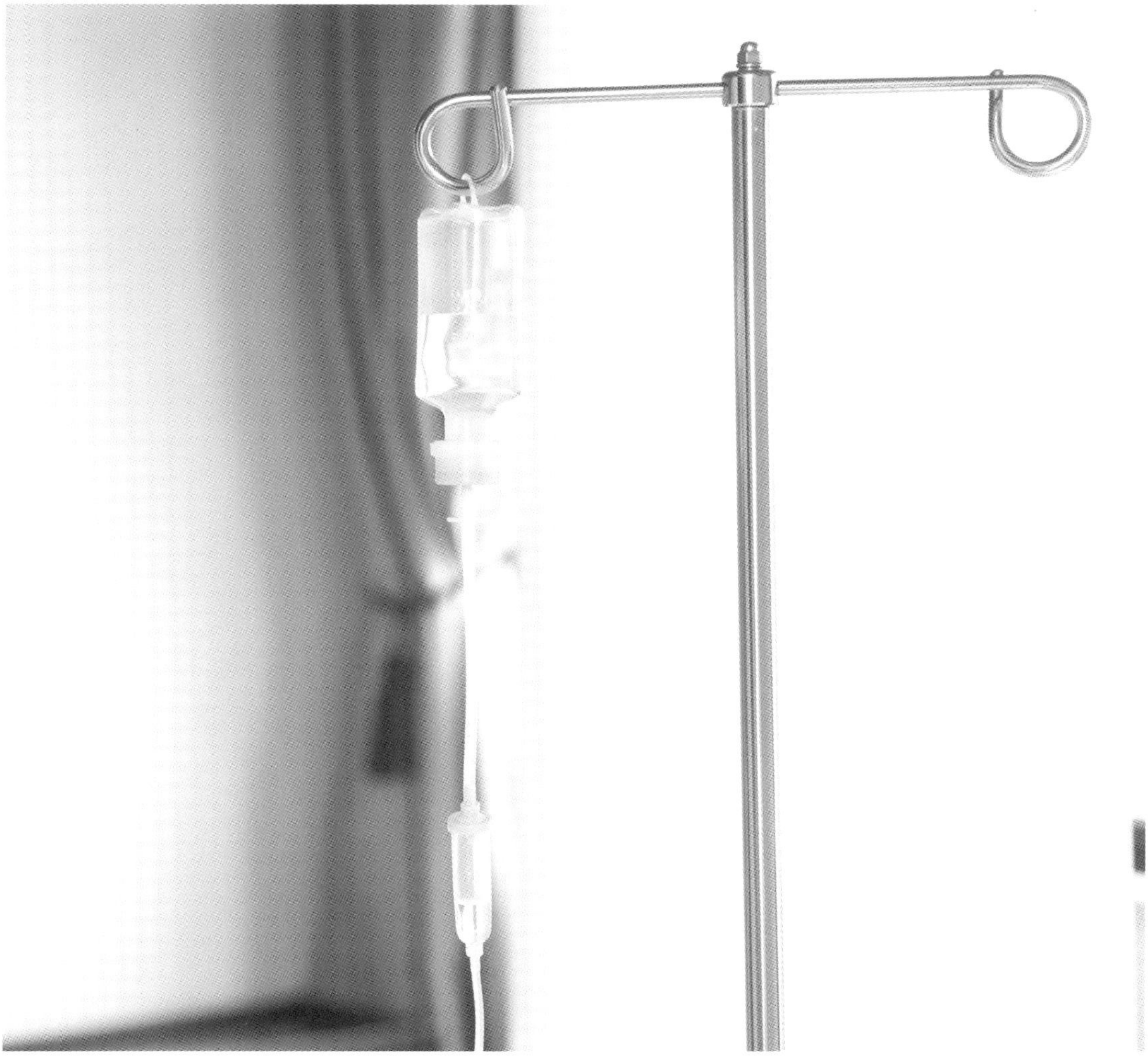

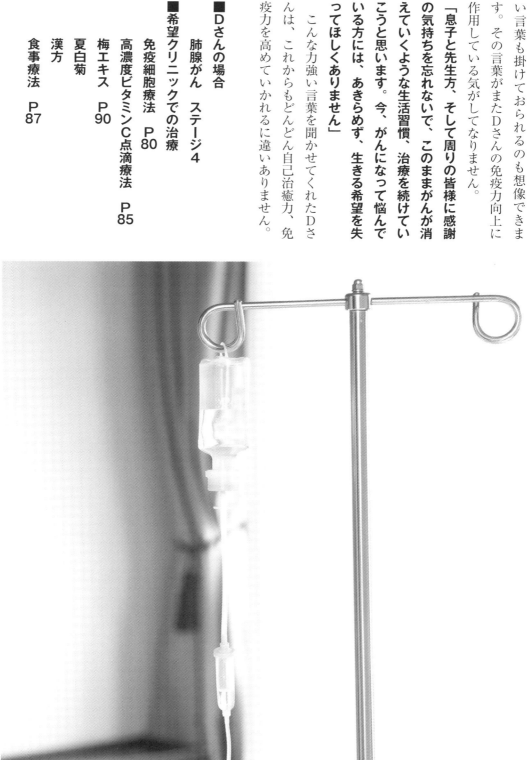

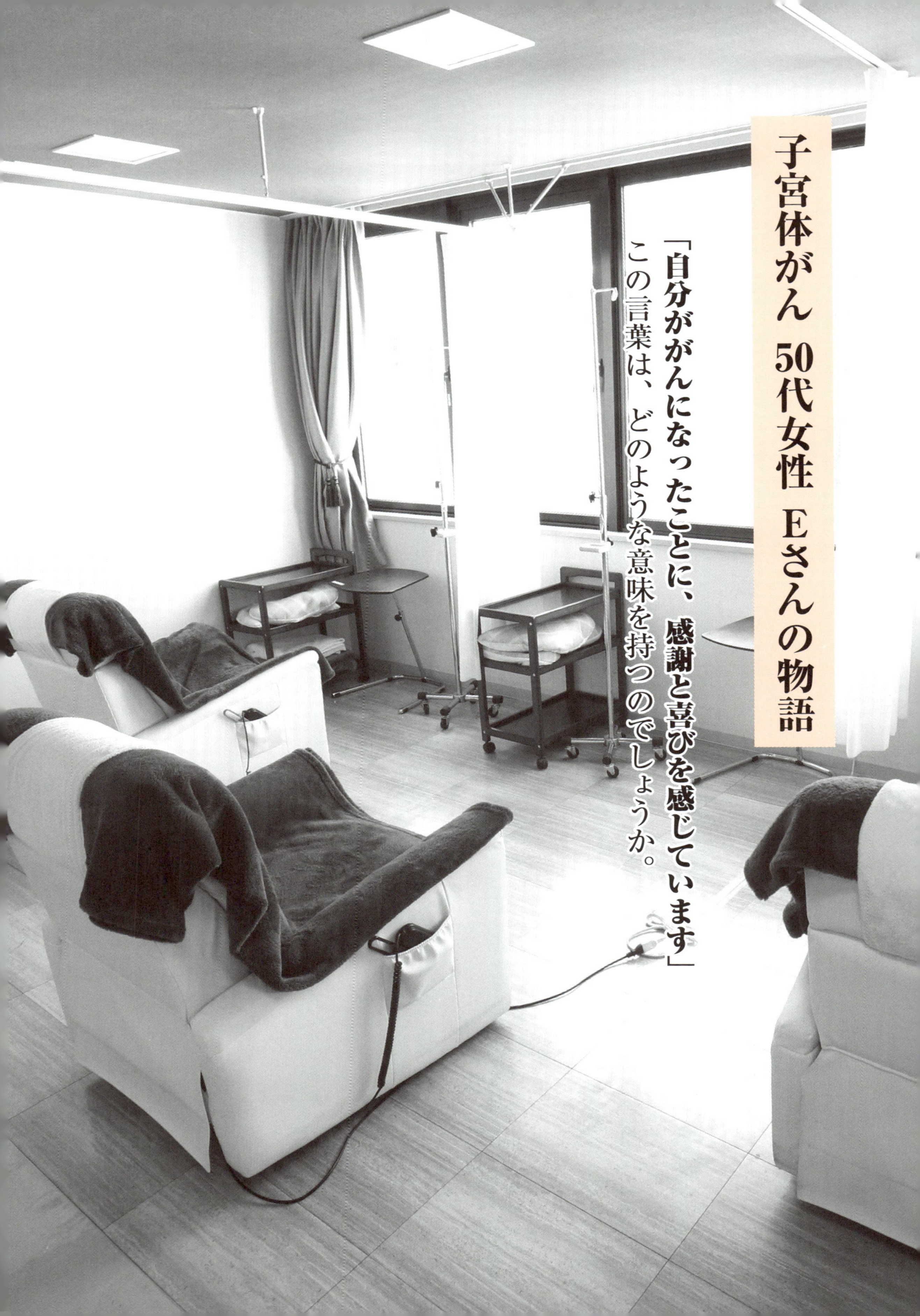

子宮体がん　50代女性　Eさんの物語

「自分ががんになったことに、感謝と喜びを感じています」

この言葉は、どのような意味を持つのでしょうか。

堀田式がん治療
物語5

自分の心身を受け入れてから始まった 希望のがん治療 はじめの一歩

■子宮体がん 50代女性 Eさん

「カッコよさを求めてずっと生きてきた」と話す今の姿を見ると、がんという病気を起点にして、ここまで大きな変化をされる方もあまりいないかもしれないと感じます。子宮体がんとなり手術をされますが、転移が見つかりました。当初ステージ1cだったがんはその時、ステージ3cへと悪化、さらに使える抗がん剤は1種類しかない、という深刻な状態だったのです。

「でも、1種類しかない、と考えるのではなく使える抗がん剤がある、と考えました。副作用で生死の境をさまよう状態にもなりましたが、今こうしてお話できています。がんになってからは、少しずつそのように考えられるようになってきました」

こう話すEさんですが、がんと判明した直後、お母様が亡くなられました。お別れのその日、喪主であったEさんは抗がん剤の影響で白血球数が147個／μLという数値となり、葬儀告別式を欠席せざるを得なくなりました。

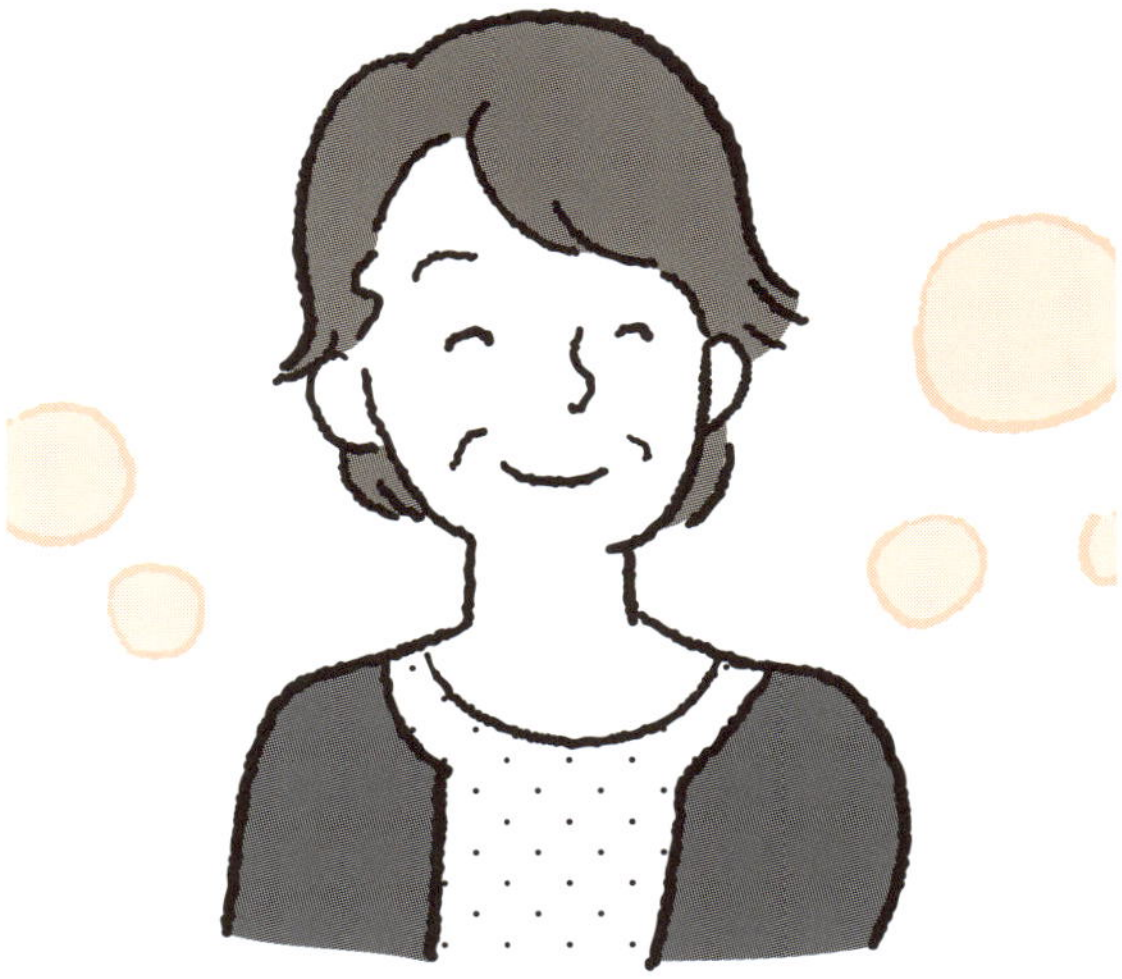

「母が亡くなるまでは、本当に突っ走って生きてきましたが、母が亡くなって、支えを失ってしまいました。でも、それが、わたしが変わる入り口だったのだと思います。母の命がきっとわたしを生かしてくれるのだと」

抗がん剤の副作用で髪の毛が抜け落ち、歯も4本失いました。その時、ご自分で「免疫細胞療法」の情報を探し、他院で免疫細胞療法を開始されました。

「母の死で、わたしの中で何かが変わりかけていたのかもしれませんが、まだまだ鎧

を着ていました。やっと見つけた免疫細胞療法が全く合わず、正直、希望クリニックに対してもあまり期待はしていませんでした（笑）」

当クリニックへはじめていらっしゃった時、病状も楽観はできない状態でした。しかしながら、Eさんは内面の大きな変化を遂げることがまず先決であると感じたのです。逆に言えば、内面を大きく変えることができれば、治る可能性はまだまだある。だから、当初わたしのEさんへの言葉は、直球だったのです。

「〝今のままでは、まず治らない。なぜならば、その原因はあなたの中にある。あなたが変わらなければ、治る可能性は上がらない〟とズバッと言われました。ショックでしたね。反面、悔しくて仕方なかったです。じゃあ、変わってやる！　と決意したのです」

そして、お母様の死をきっかけにEさんは、妹様の助言もあり、まず服装など外見をハードからソフトへ変えていき、ここから一気に変貌を遂げていかれます。

「その時、抗がん剤の副作用で髪の毛が全部抜けていました。そしてヘッドスパなどで再び髪の毛が生えてきたときに、今までとは全く異なる髪質になったんです。それまでは、まさに剛毛（笑）。でも、今はとても柔らかでしなやかな髪質に変わりました。ハードからソフトへ。それは、わたしの内面も同様でした。顔つきも大きな変化をしたようです。

堀田先生の言葉が、わたしを変える大きなきっかけだったことは間違いありません」

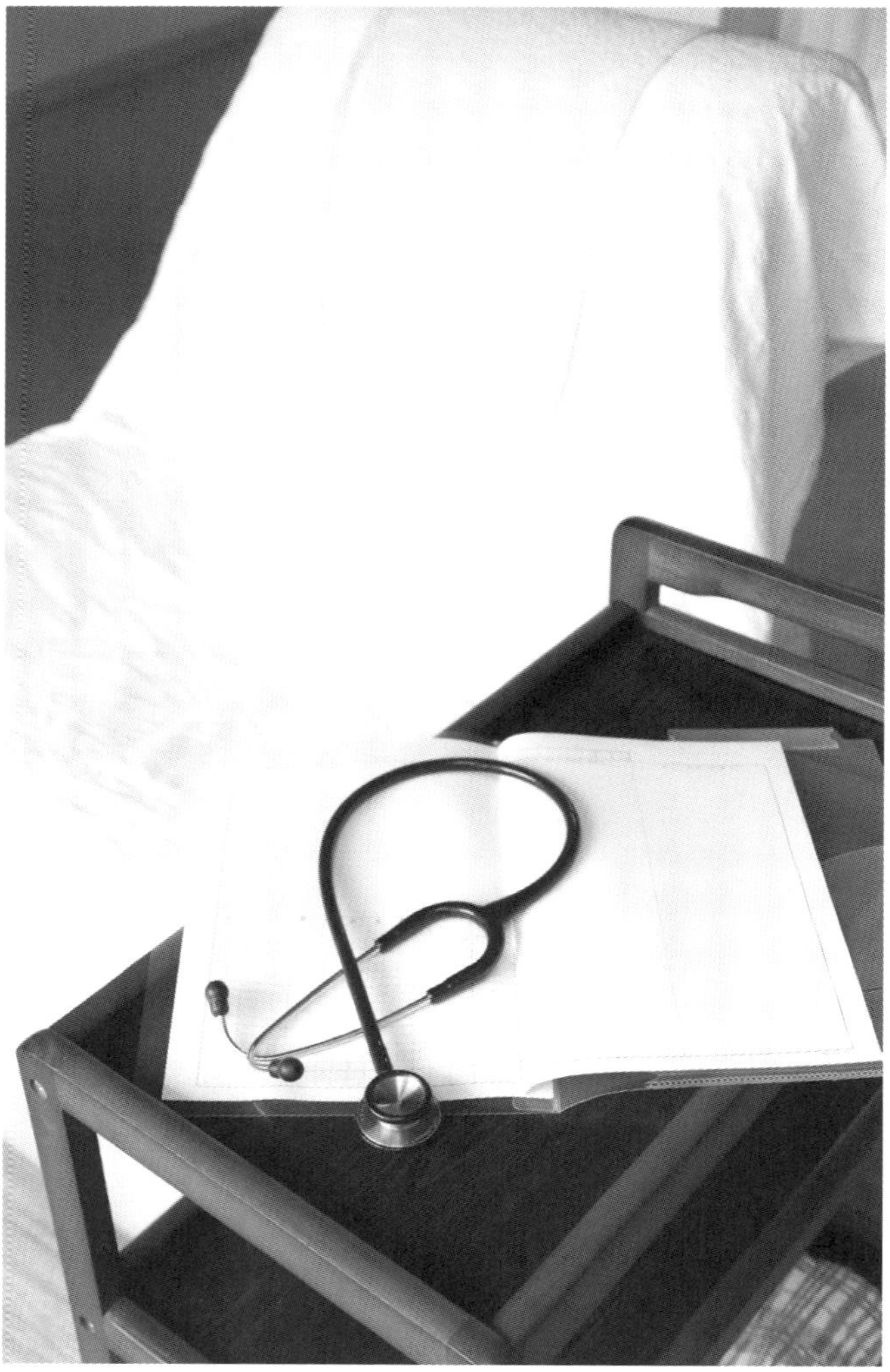

以前は、免疫細胞療法が合わなかったのですが、当クリニックで漢方による体質改善を行ったことにより、免疫細胞療法も順調に進みました。心理セラピーもいろいろなきっかけをEさんに与えたようです。

「母の死から様々な治療の副作用。そして、堀田先生の言葉によって入ったスイッチ

……。そのすべてが今の変化のために起きた出来事だったとしか思えません。そして、今は、柔らかな自分を発見したことで、もともとあるハードな部分もよい感じになっている気がします。足がきちんと大地についている感じです。このすべてをがんという病気が運んできてくれました。今、わたしはこれまでの経験などを伝えていく使命を感じ始めています。ソフトな強さがわたしの中に生まれてきました。それは、強がりとは別のものです」

がんがすべてのチャンスであった。

がんになったことに感謝している。

自分が変わっていくプロセスが楽しかった。

自分の悪い部分、原因がわかることも「成果」。

がんという病気がここまでわたしを元気にしてくれた。

「病気が大きなチャンスを授けてくれました。きっと、これからもがんがいろいろな贈り物を授けてくれるような気がしてなりません。がんであることや、自分の体も心もすべて受け入れていくこと、それがとても大切であると思います。がんの進行、転移、生死をさまよう強い副作用。そして、それらを乗り越えてきて今がある。そのすべてがわたしそのものなのです」

がん治療が人それぞれに適した治療法があるように、がんに対する考え方も人それぞれです。**大切なのは、Eさんはこうして「原因」を突き詰め変化をされました。では、あなたの場合はどうでしょうか？　原因を解決するにはどうすればいいのだろうか？　と考えてみてはいかがでしょう。**ご本人だけでは、そのきっかけがなかなか見つからない場合もあることでしょう。ご家族の一言、医療者の小さなサポートがそのスタートになるかもしれません。

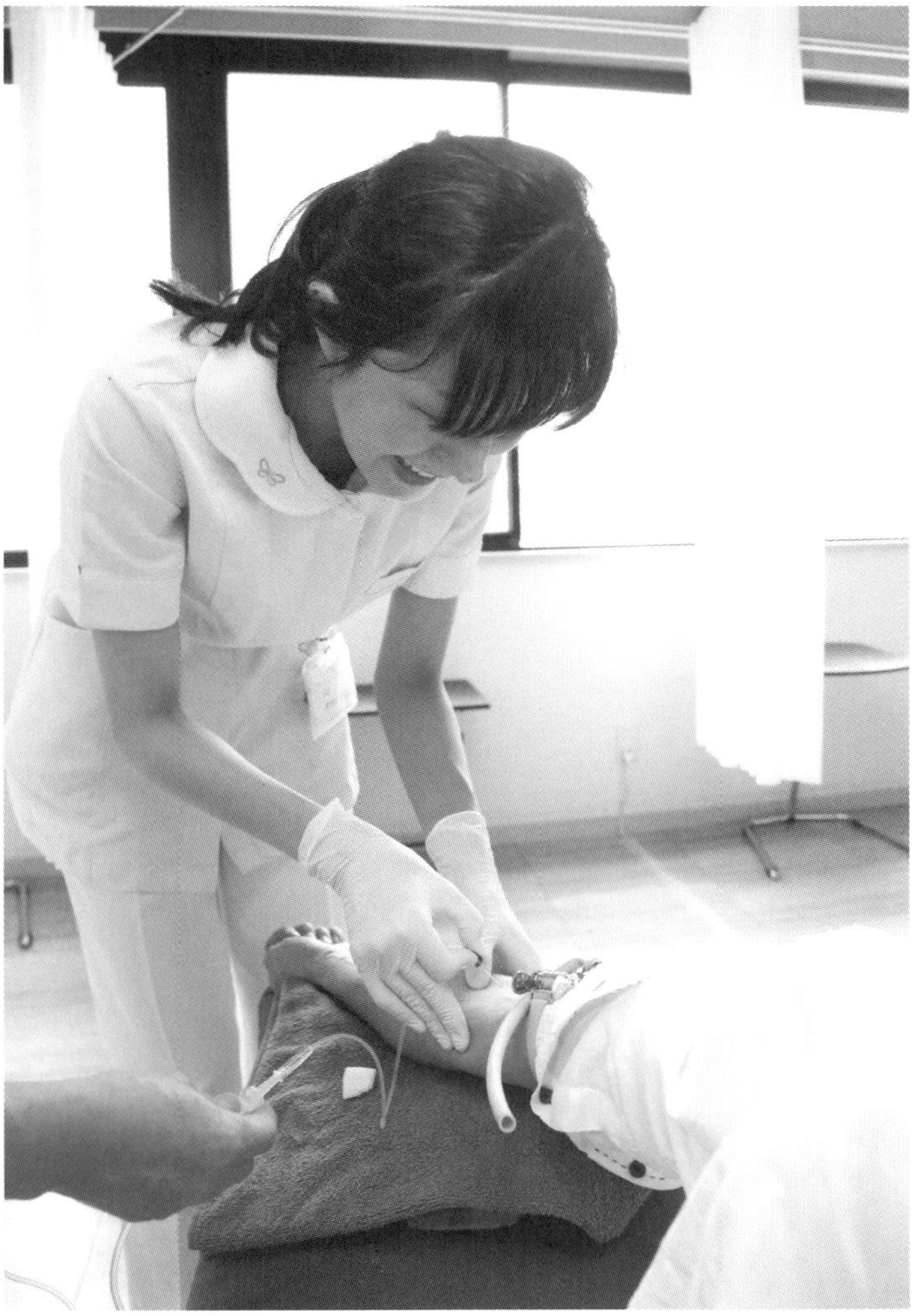

■Eさんの場合

子宮体がん　ステージ3

■希望クリニックでの治療

免疫細胞療法　P80

梅エキス　P90

ビタミンC（サプリメント）

漢方

心理セラピー　P94

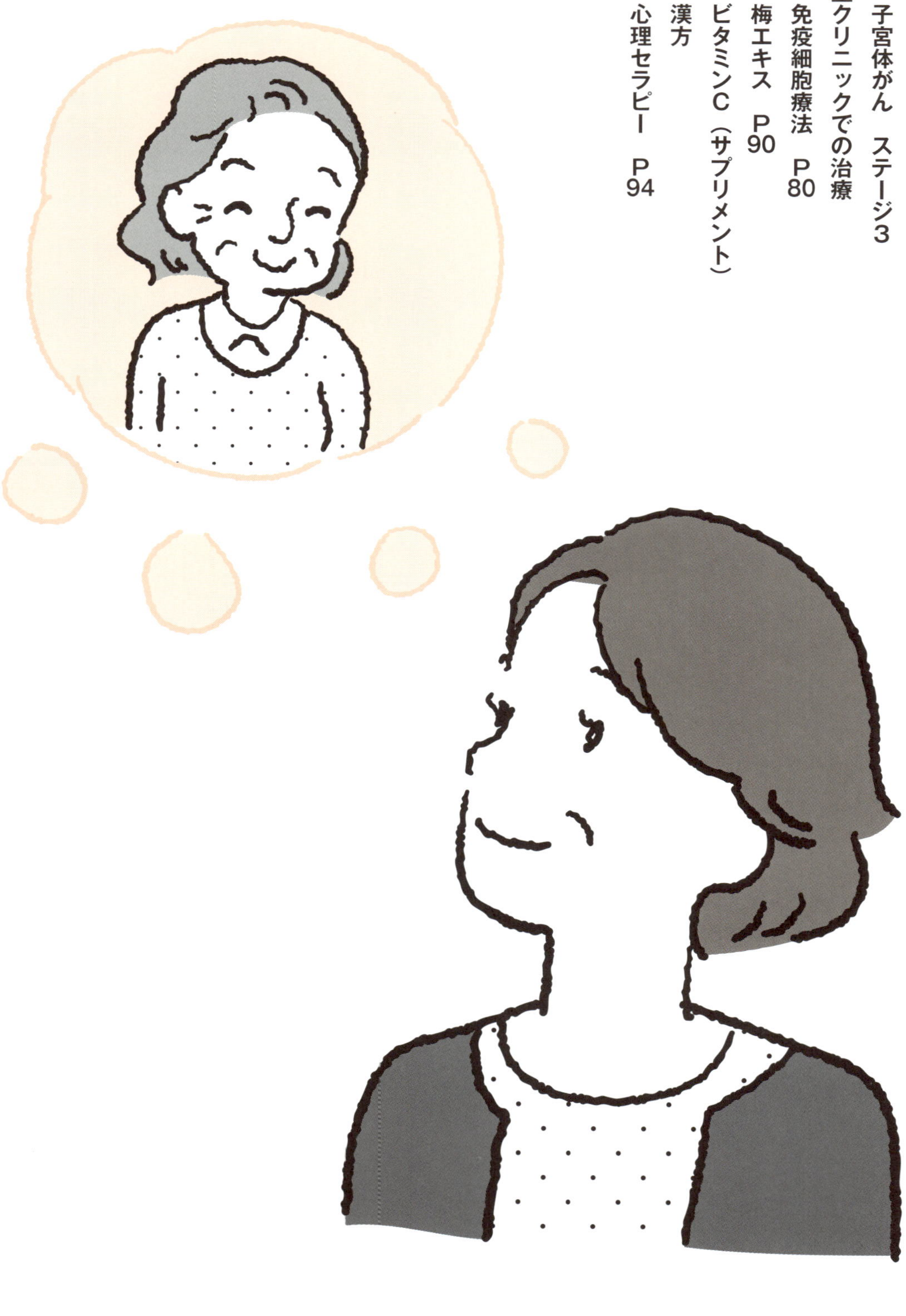

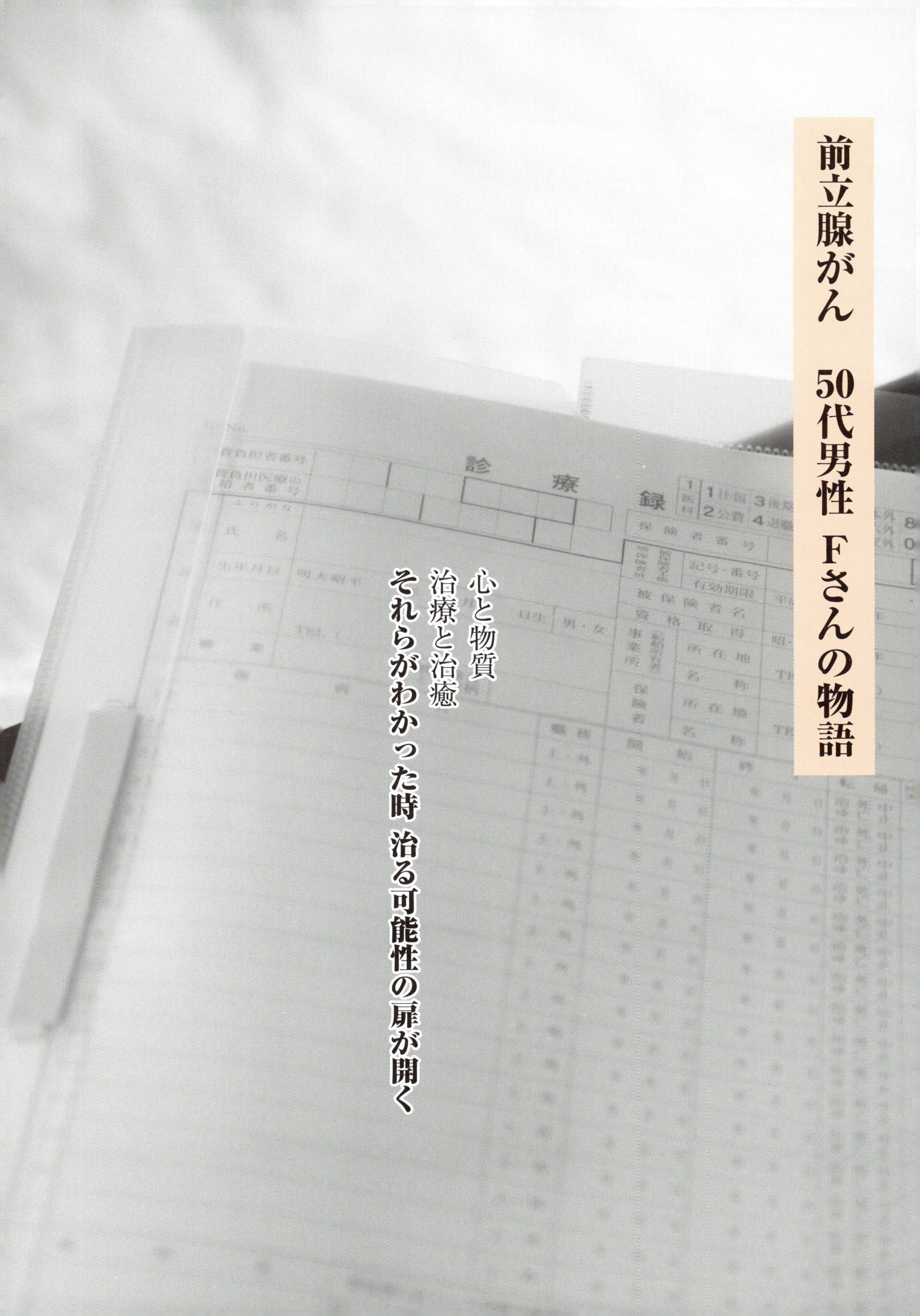

前立腺がん　50代男性　Fさんの物語

心と物質
治療と治癒
それらがわかった時　治る可能性の扉が開く

堀田式がん治療
物語6

統合医療が教えてくれた「自分で治すがん治療」の意味

■前立腺がん　50代男性　Fさん

ここまで五つの物語をお読みいただきました。**病気の治療で「物質3割　心が7割」**と言われる理由が、なんとなくイメージできるようになったかもしれません。また「**治療は外から、治癒は中から**」とも言われます。進行性のがんの場合、ある意味時間との闘いは避けられず、できるだけ早く自己免疫力をつけるための治療を行う場合があります。例えば「リンパ球」。患者さんの血液を採取し、まずは免疫細胞療法でリンパ球の数を2000にする。そして「心、すなわち、中」の部分を見つめていき、原因を突き詰め排除し、自己免疫力の向上を目指していくことが大切です。六つ目となるFさんの物語でも、免疫細胞療法が登場しますが、どなたにでもおすすめするわけではありません。あくまで、人それぞれの病状や環境を考慮し、その時最適な治療法、必要な治療は何か？　を話し合うことが大切なのです。

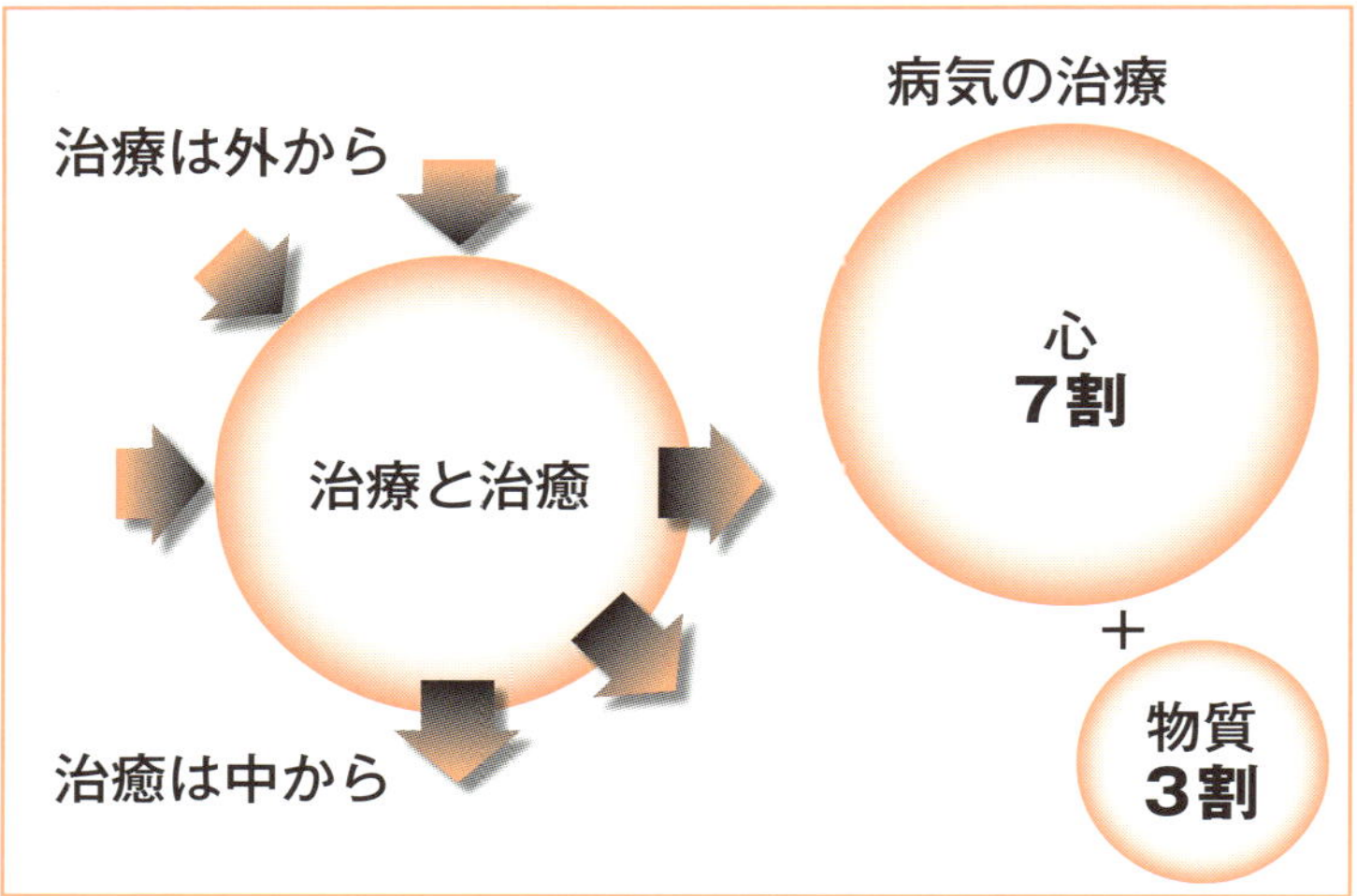

Fさんは、会社の健康診断で受けたPET CT検査でがんが疑われました。すると、確定診断が出ていない状況でしたが、知人の紹介で2015年4月に当クリニックを受診されました。

特に自覚症状もなく腫瘍マーカー（PSA）の数値も1.60ng／mlぐらいで正常範囲内でしたが、画像データで見ると疑いはあるという状態でした。

ただ、FさんはP53抗体の数値が毎年少しずつ上昇されていたこと、また親族には前立腺がんを患った方がいらっしゃるとのことでしたので、確認のためCTC（末梢循環がん細胞）検査を受けていただきました。2週間後に出た結果で、少しがん細胞が見られたため生体検査を受け、その結果前立腺がんであるとの確定診断が出ました。

「主治医は『グリソンスコアの結果は非常に悪いので、通常であればPSA値ももっと高いはずなのですが、あなたの場合PSAには出にくいタイプなのかもしれませんね』とおっしゃいました。そして、『CTとMRIの検査ではリンパ節への転移も見られ、手術はできない状態です』とその場で告知されました。その瞬間、目の前が真っ暗になってしまいました。今でもはっきりと覚えているのですが、告知を受けた瞬間は、自分だけ違う世界に行ってしまうんです。人の命は誰しも限られているのですが、正気になればなるほど、あと1年生きられるのだろうか？　とか、僕って多分、親よりも早く死んでしまうんだろうなと考えて落ち込んでいました」

Fさんは、腹部への注射と経口投与でのホルモン療法を始められたのですが、肝機能の数値が極端に悪化することもあり、経口での投与は中止されました。その後、治療の効果が出はじめ、4カ月後からは放射線治療を2カ月間、毎日受けることになります。並行して当クリニックでは、高濃度ビタミンC点滴と免疫細胞療法をスタートしています。また、食事の改善をアドバイスすることと、Fさんには人間関係に少し悩みがありましたので、心理的影響を考慮して心理セラピーを受けていただきました。ただ、放射線治療が始まるとすぐにリンパ球の値が40％台から10％台に激減したことから適宜、免疫細胞療法の内容を変更しながら30％前後と安定した状態をキープされました。

「先生には当初から食事の指導をしていただき、これまで何も気にせず、食べたい物を、食べたい時に、食べられるだけの食生活から、お肉は魚に、炭水化物はとらず、甘いものは蜂蜜をごく少量だけに変え、食事の改善にも積極的に取り組みました。

あと、先生からは常に精神的なアドバイスをいただいていることと心理セラピーを

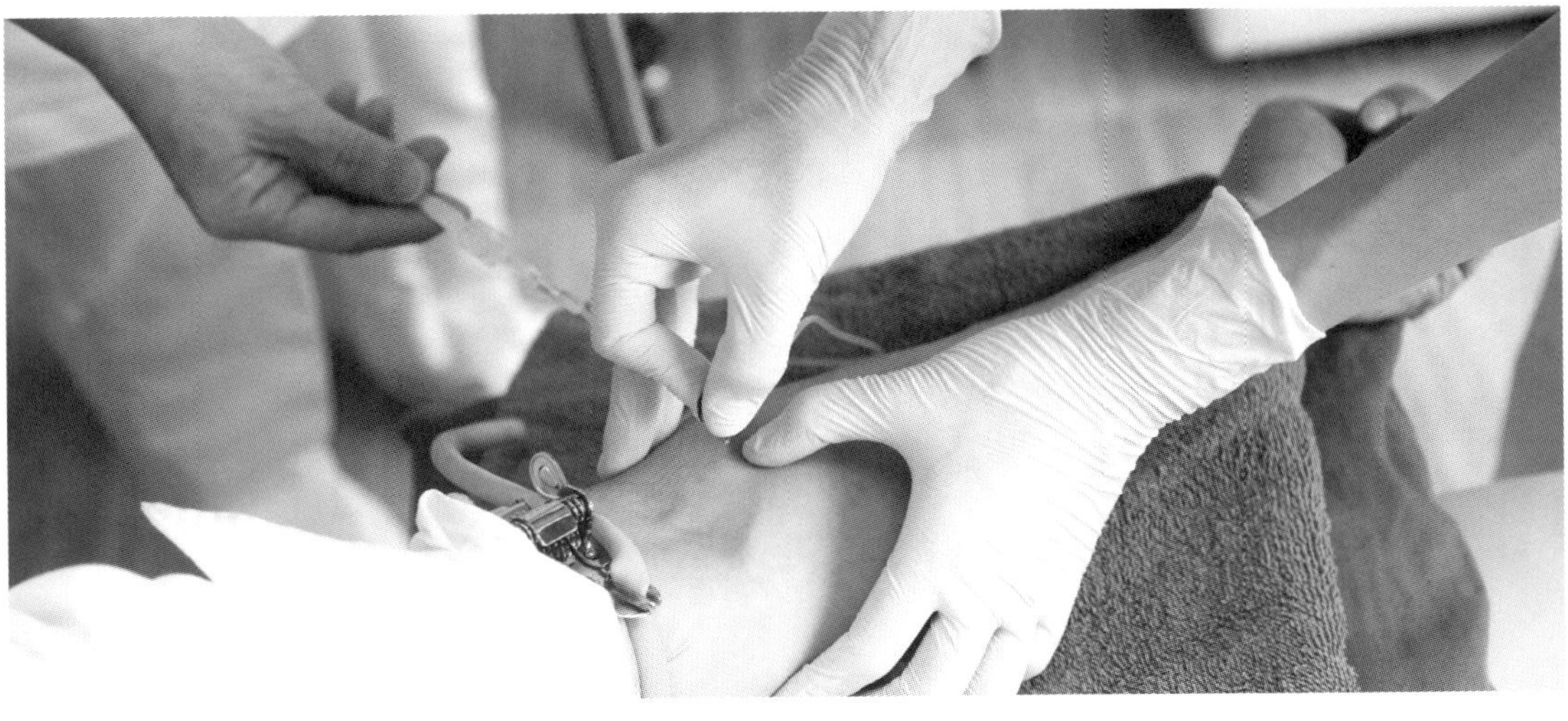

何回か受けたのですが、いろいろなストレスを体の中に入れないように、うまくかわすためのストレスリリースの方法などを教わり精神的にとても楽になりました」

Ｆさんは、たまに外で何か食べるととても塩辛く感じられるようになり、味と香りにとても敏感になったそうです。あと、お酒もやめ、とにかく最初は「できることは全部やろう」と考えていたそうです。

体重もピーク時から８kg減量され、いろいろな治療もしていますが「食事の改善はとても大きい」と奥様といつもお話しされているそうです。できることを積極的に取り組んだ結果、ホルモン療法では少し手がこわばり、放射線では尿意が少し増えたかな？　という程度の副作用はありましたが、生活に支障がでることはなく仕事も続けられました。

「病院で治療を受けた後は必ずクリニックに立ち寄っていました。僕が落ち込んでいる時、先生はいつも『そんなことではダメだから、口角を上げて笑いましょう、まずはそこから始めましょう！』と言ってくれました。スタッフの皆様もとても気さくで、笑いながらお話ができますので、クリニックに来ること自体がストレスリリースになっていますね。だから、僕はがん治療を受ける前より今の方がほがらかになっていると思いますよ。常にニコニコしているし、お笑いの番組を見て大声で笑うなど、とても感情が豊かになりましたね。本当に僕は恵まれていると思っています。妻からも『お父さんって、本当に命拾ってもらったよね』と言われます。僕はそういう環境にいたことが、すごく幸せだと感じています。何も考えることなく、治療を受けていなかったらどうなっていたか……とよく考えます。これからは、今のいい状態をいかに維持していくのか？　当然、上がったり下がったりはあると思いますが、その度に先生と相談し

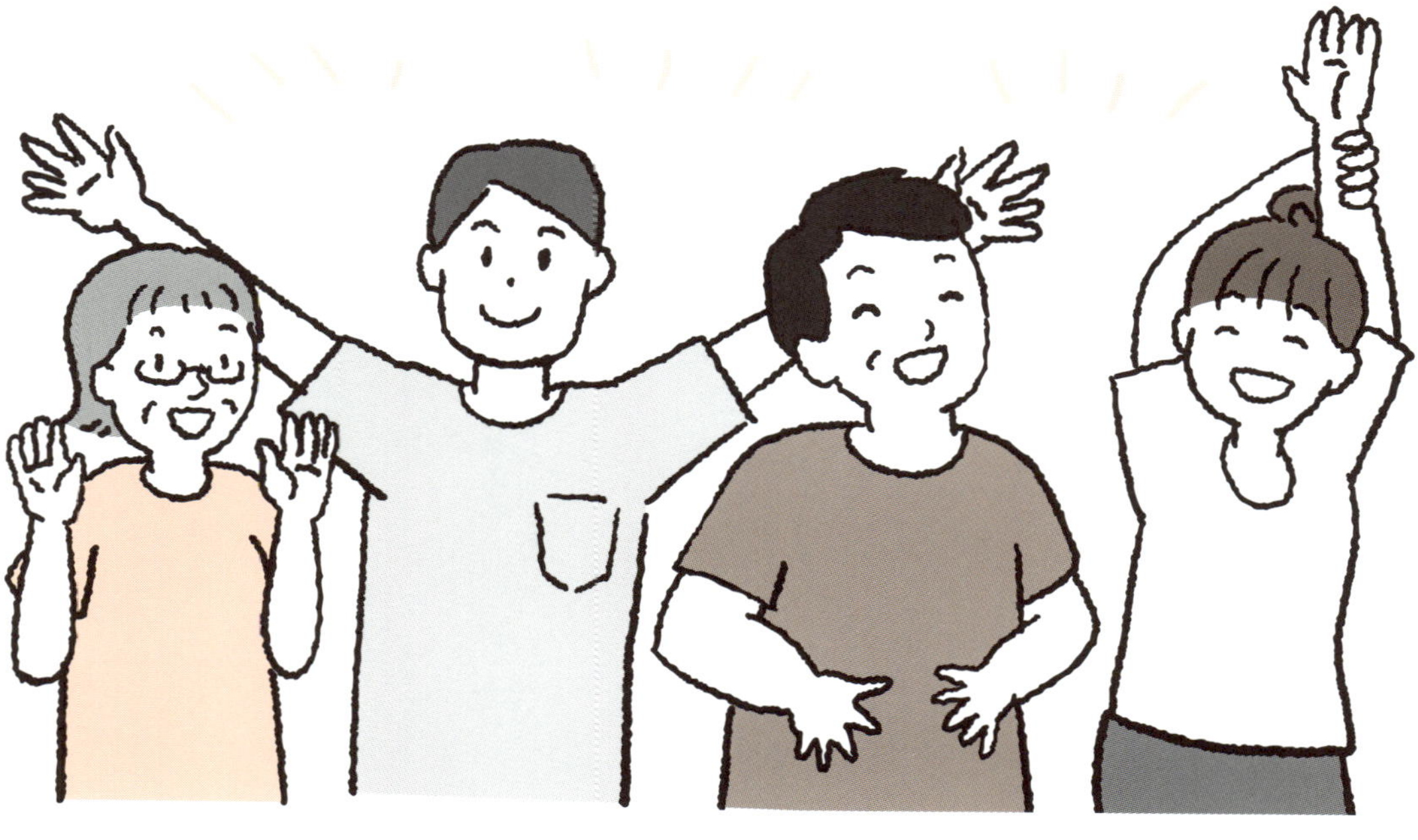

ながら過ごしていこうと考えています。堀田先生は人生のパートナーであり良き相談相手そんな感じですね」

Fさんは、2016年8月からさらに自己治癒力を高めるため低分子化フコイダンを始められ、定期検査の結果は部分的に高くなったりすることはたまにありますが、PSAの数値は0・002と測定できる下限で安定しています。血液、画像検査ではがんは確認されず、定期検査のサイクルも1カ月に1回から3カ月に1回になり、ホルモン治療を受けるタイミングで検査するだけになっています。

■Fさんの場合

前立腺がん ステージ4

■希望クリニックでの治療

免疫細胞療法 P80

高濃度ビタミンC点滴療法 P85

心理セラピー P94

低分子化フコイダン P91

食事療法 P87

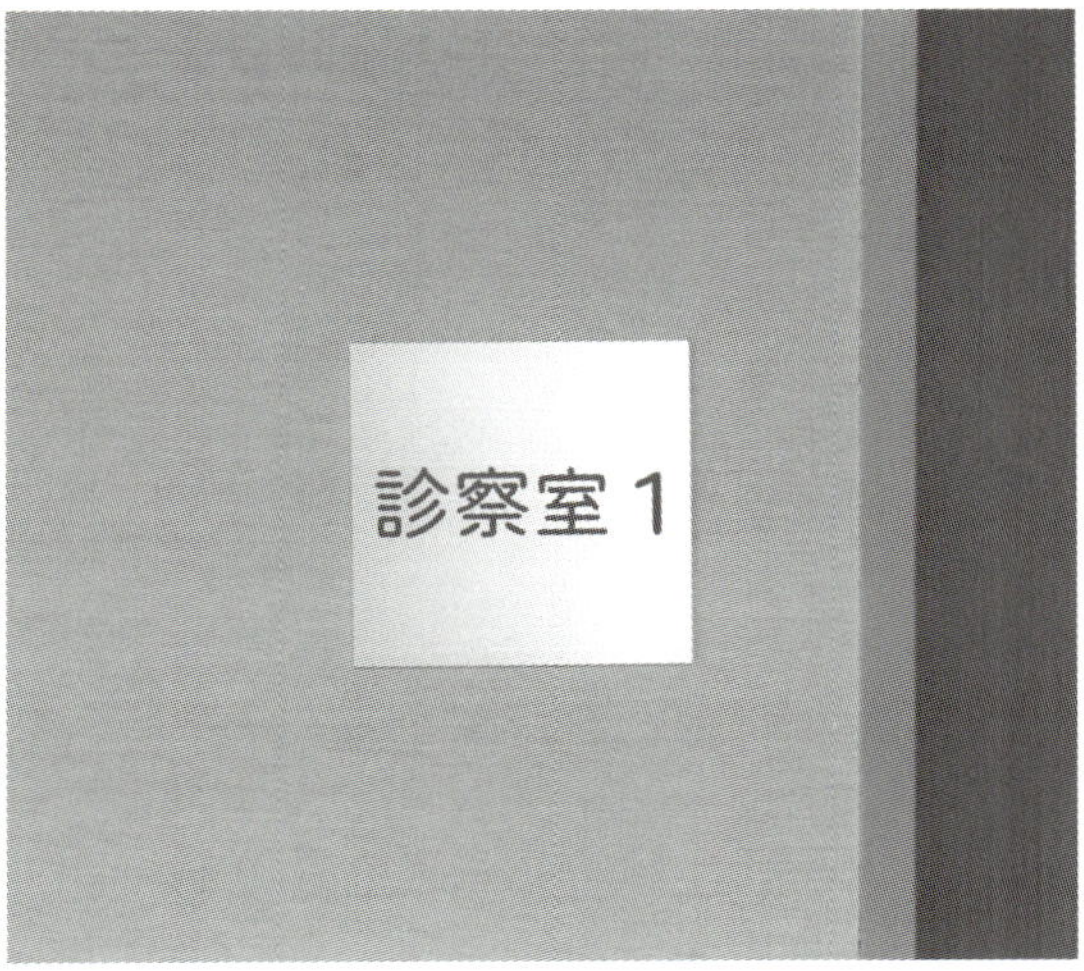

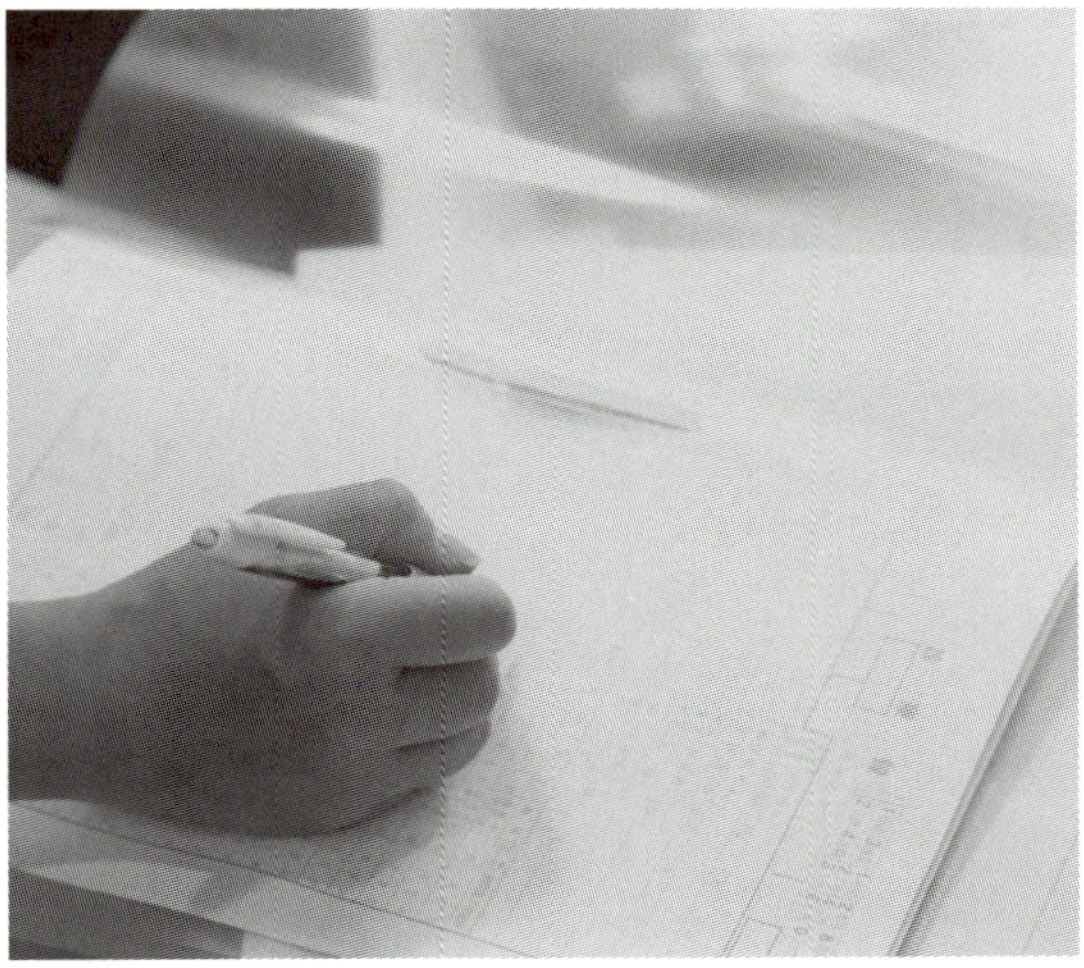

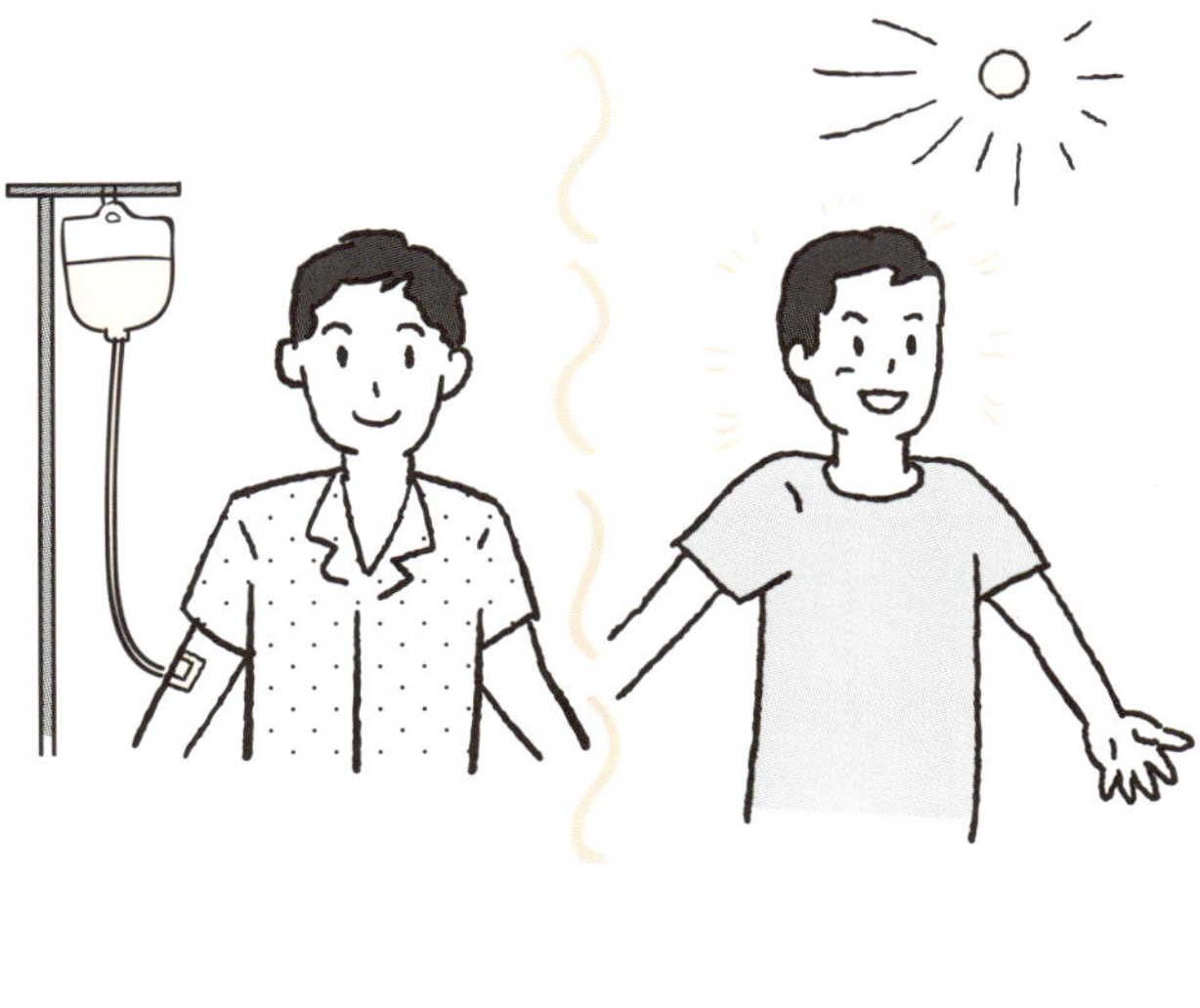

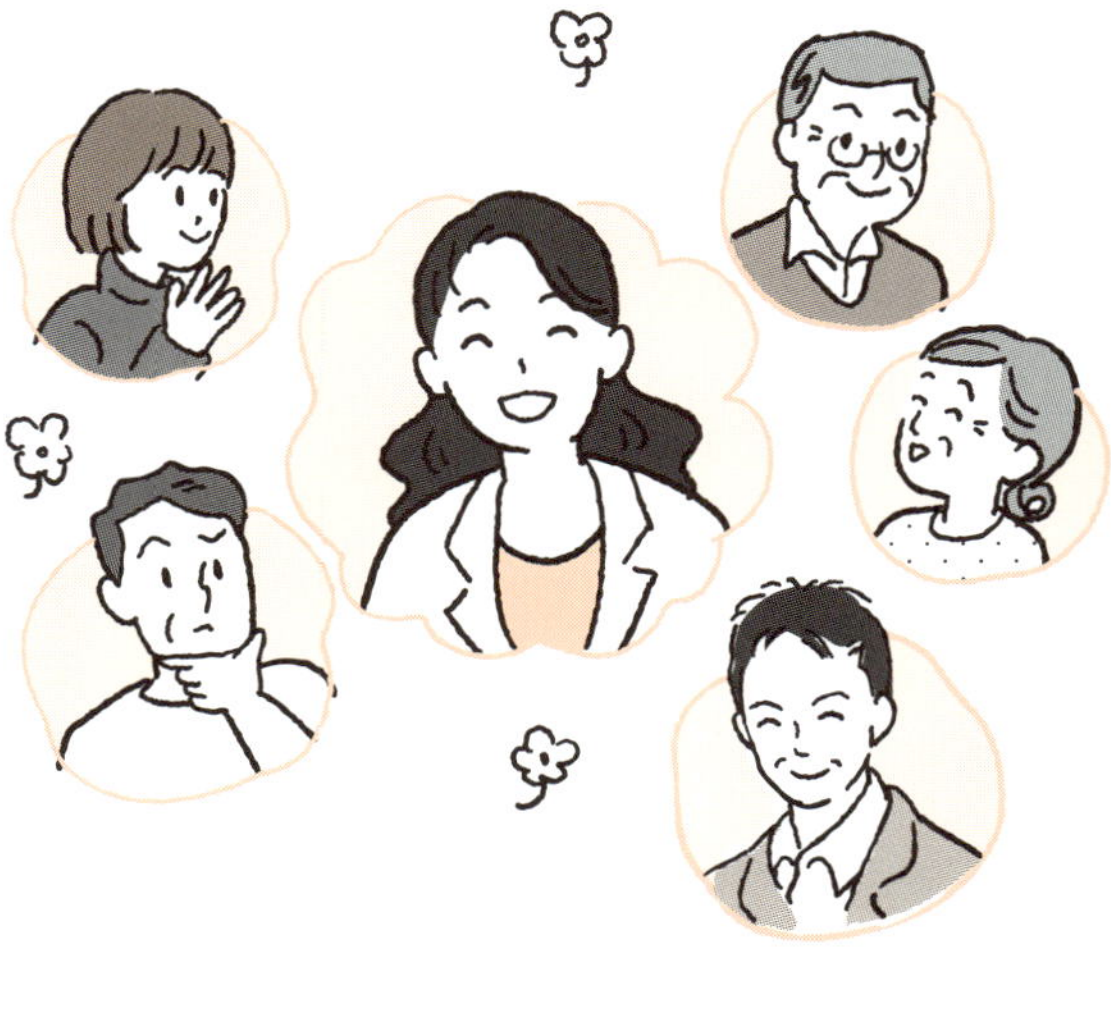

乳がん　60代女性　Gさんの物語

がん宣告を受けてから、非常に短期間で気持ちが変化していかれたのがよくわかるお話です。病院の扉を開ける怖さとの対峙、お子様との強い絆から踏み出されたはじめの一歩、そしてご自身のがんに対する心の変化、決意などに共感する方はとても多いのではないでしょうか。**がんになってから、周りのすべてに感謝の思いを持ち続けることは、自己免疫力の向上へつながっていくのです。**

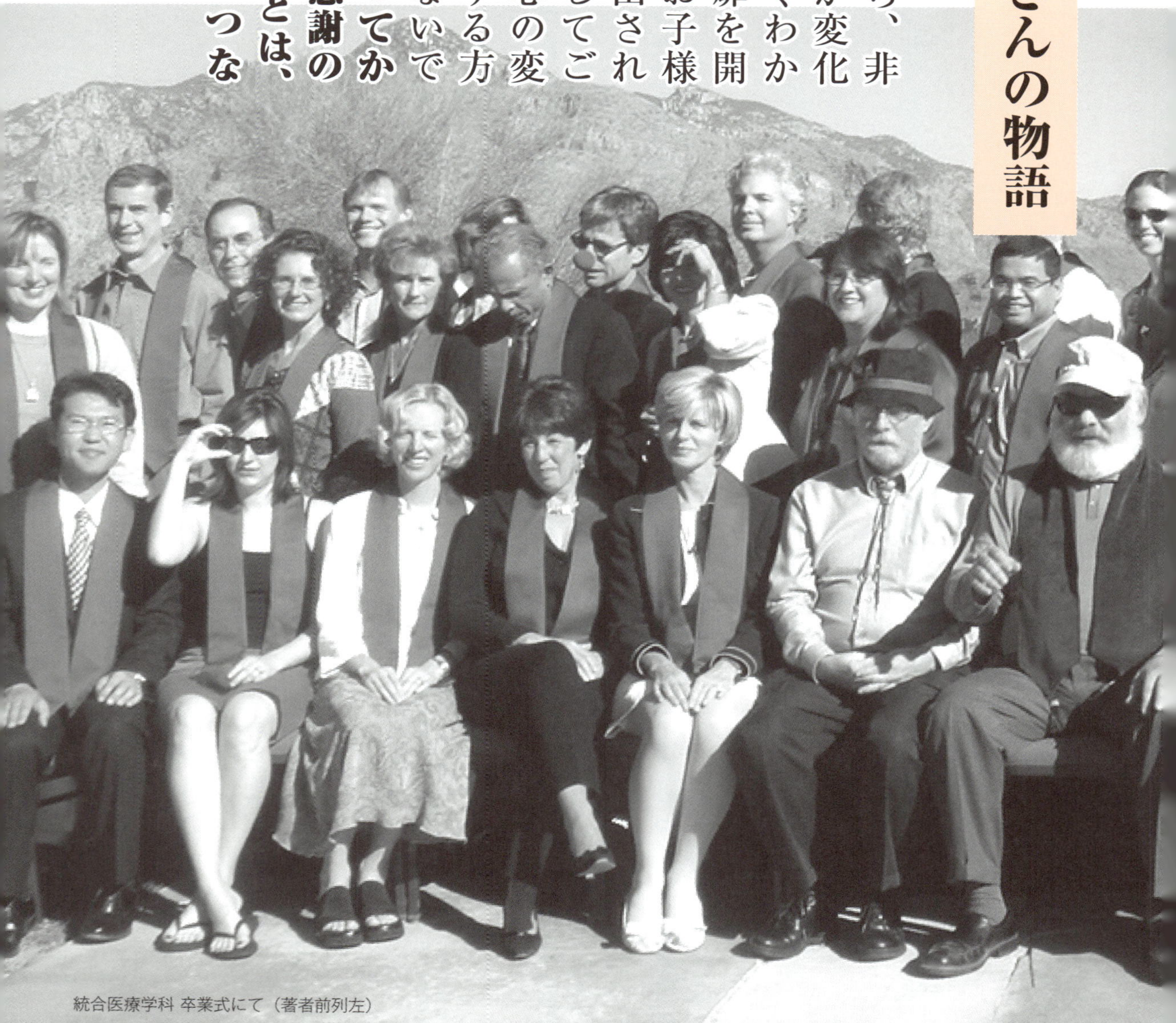

統合医療学科 卒業式にて（著者前列左）

堀田式がん治療
物語7

現代医療も東洋医学もすべて「がん治療」だと気づいた時　わたしは変わった

■乳がん　60代女性　Gさん

Gさんは、２０１６年７月頃から胸にチクリとする痛みを感じてはいましたが、日常の生活には何ら支障がなかったことと病院に行く恐怖心から診察を受けることを避けていました。

「とにかく、病院の扉までが遠くて遠くて……。自分では、間違いなくがんだとの思いを強めていました。これまで強い人間だと思っていた自分自身の弱さにがっかりし、これまで強さを装っていたことに気づかされました」

ただ、いつまでも逃げていられるわけもなく、震える体をおさえながら紹介された病院の扉を開けたのです。

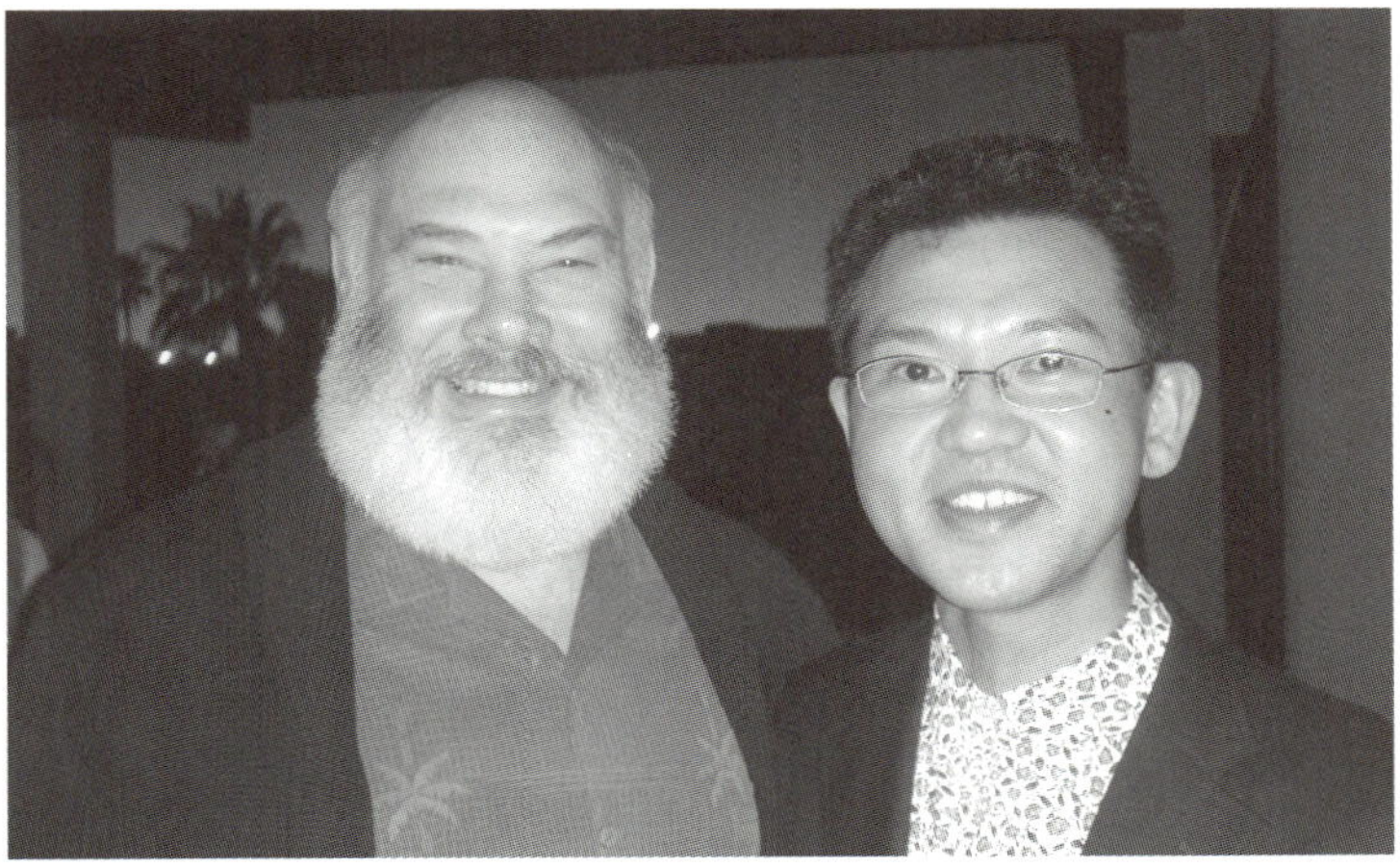

統合医療の権威　アンドルー・ワイル博士と筆者

「不安で受付の前でおどおどしているわたしの姿を見ていた看護師さんに、どうされましたか？　と優しく声を掛けていただけたことがとても助かりました」

検査の結果、２０１６年11月に「リンパ節に転移がある乳がんステージ２」との告知を受けられました。

その時、Gさんは「やっぱり……」と思われたそうです。

「主治医からは『じゃ、入院して手術に入りましょう』としか言われませんでした。年末だったこともあり入院は年明けになるとのことでしたが、その時のわたしは手術を受ける気満々でいました。取り除けば楽になれるかな……と思ったのです」

ただ、検査結果が出る前に娘様がいろいろと調べられ、免疫力を上げるために「高濃度ビタミンC点滴」が有効であることを知り、12月一緒に相談にいらっしゃったのです。

わたしのことを心配してくれている娘の勧めということもあり、高濃度ビタミンC点滴と併せ漢方を始めました。

同時に娘様は「手術以外の選択肢が本当にないのか?」と疑問に感じ、別の医師の診察も受けました。

「ここでもわたしは娘についていくだけ（笑）でした。その医師の受診結果は『抗がん剤で効果が期待できるタイプのがんだから、とにかく小さくしましょう、小さくしてから手術をするのが良いでしょう』というものでした。

わたしはGさんから常に状況をお聞きしていましたので、「手術で切れば治る」という考え方を捨てることや「原因をつかんで、体質から変える」ことなどをアドバイスしていました。その後Gさんは、1月に予定していた手術入院をキャンセルし、抗がん剤治療を受けることを決断されます。

「これまでのわたしは、お酒が大好きで20歳からの40年間、人並み以上（笑）にたしなんできましたが、日頃より運動にもしっかり取り組んでいたこともあり、病気への不安など全く感じることなく過ごしてきました。ただ、堀田先生とお話を重ねるたびに少しずつわたしの考え方が変わっていきました。振り返ると、無意識のうちに『健康であることが〝あたりまえ〟と過信していたのかもしれない』と考えるようになったのです。

自分が『低体温』であることすらも知らずに暮らしていたのですから……。

睡眠についても、あまりいい睡眠をとっていたとは言えません。そのほかの生活習慣も自分にとって都合の良いように少し正当化し

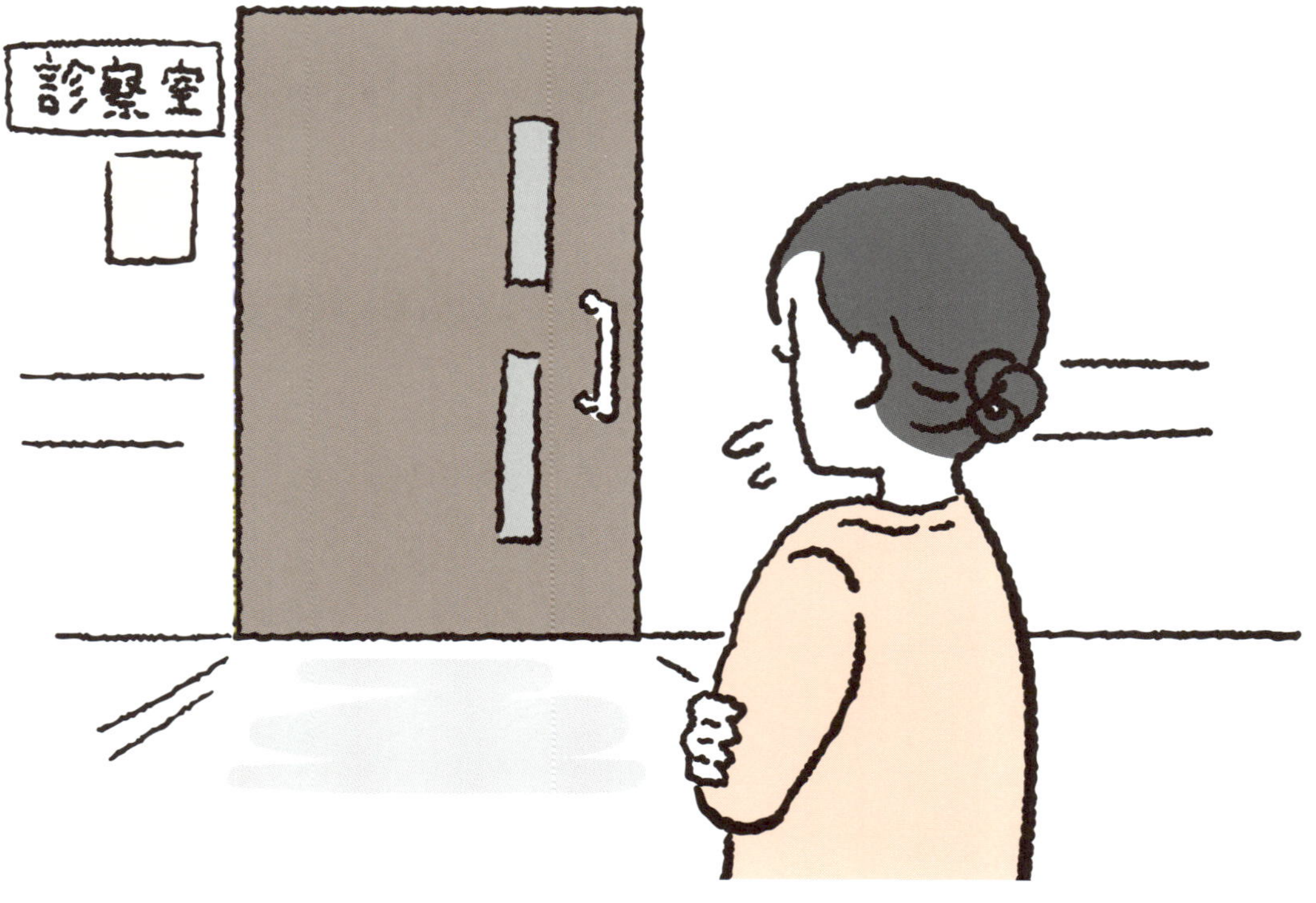

ていたような気がします」

Gさんは、娘様からのアドバイスで「とにかく免疫力を上げる」ことを常に意識し、心配をかけた娘に何ができるだろうか？と考え、大好きだったお酒を断つことを決心されました。

「お酒をやめた姿を娘に見てもらおう、と思いました。抗がん剤治療をスタートするタイミングでもありましたし、やっぱり免疫力を上げるのにも役立つかなと素直にそう感じたのです」

抗がん剤治療が始まる前に、副作用が強く出た場合に備え、自分の元気なリンパ球を保管して、もしもの場合は自分の体に戻せる方法があることを知り、早速行いました。

セカンドオピニオンに関してもこれまでは、主治医にそんなことを「失礼だから言ってはいけない」と思い込んでおられましたが、自主的に動き始めてからその考えも変化されたのです。

「自然に刷り込まれていたことでも、変えなければいけないときは、変えないと……。

そのためには、声をあげたり、行動したり、話を聞いたり……。

自分から行かないと何にも変わらないという覚悟ですよね。今はそのことをすごく言いたいです。人生が１８０度変わると言いますが、わたしはそれ以上変わったような感覚です。

がんは切り取れば治ると信じ込んでいたのですが、堀田先生からは『切れば治る、取ったから治るのではないですよ』と繰り返しお話ししていただきました」

Gさんは治療に限らず、積極的に代替療法関係の講演会や患者会などにも足を運ばれ、自分なりの方法で取り組まれている人がたくさんいることを知ります。

「自分が落ち込んでいる時に何かを判断すると大きく間違えることがありますが、元気で気持ちがいい時の判断はそんなに間違えていることはないと思います。ということは、自分にとっていいように、体が元気になる方向に行動することができれば、大きく間違うことはないと思えたのです。それが一つの自信になりました」

抗がん剤治療が始まりましたが、覚悟さ

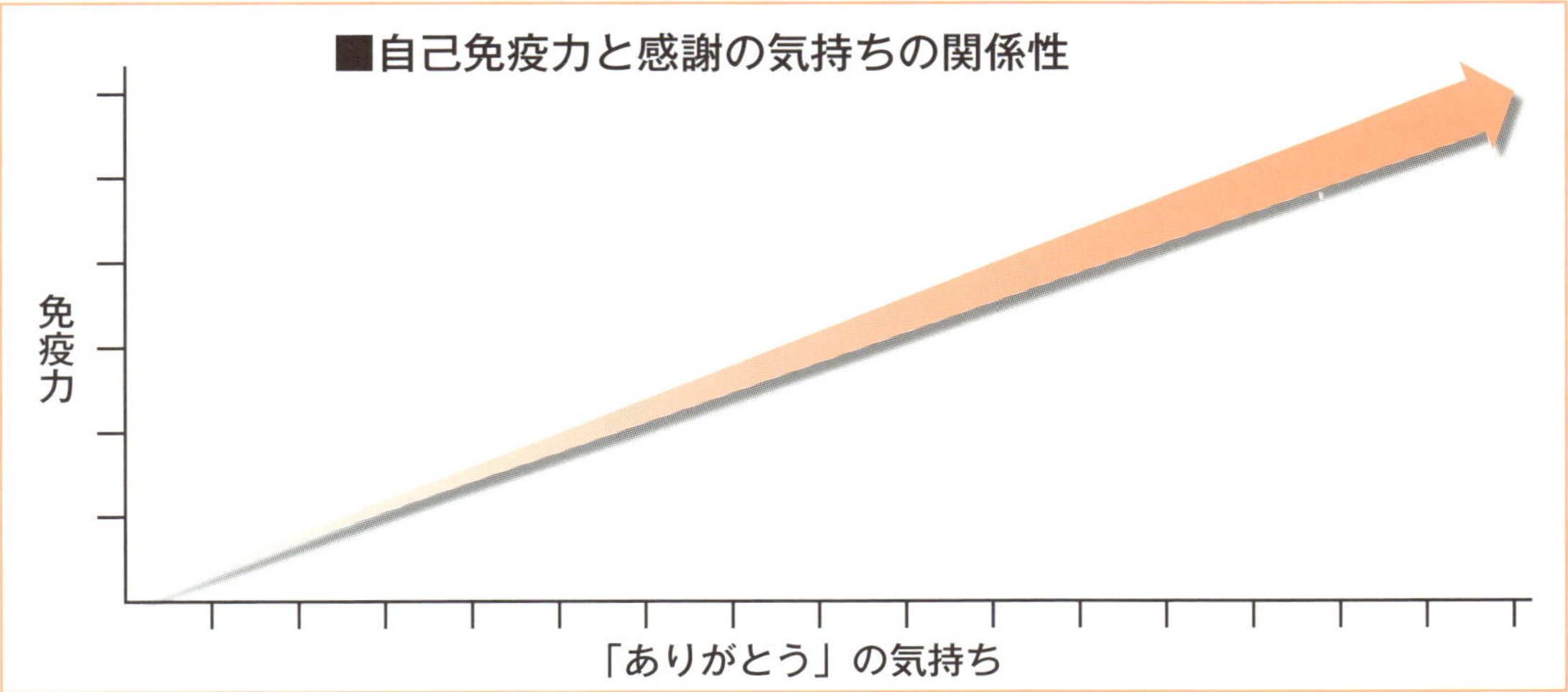

れていた強い副作用は出ませんでした。

Gさんは「自分の免疫力が向上したからに違いない」と思われたそうです。

「もう『来るなら来い！』そんな感じです（笑）。

次に抗がん剤治療を受けることがあっても体を良い状態に持っていくことができれば、そんなに大きな副作用は出ないという自信が自分の中にあります。

治療について思ったこと、感じたことをまず堀田先生に聞いてもらって、アドバイスをいただく。そして、最後は自分で決める！　そう考えていることで、今のわたしには自信のようなものが生まれてきています」

Gさんは、これまで自分を強い人間と装い、格好をつけて肩肘を張っていただけだったことに気づき「弱くてもいいんだ」「自分を大切にしなさい」ということを娘様から教わったのです。

「今では、大好きだったお酒をやめることができ、がんを患ったことにも感謝の気持ちしかありません。娘と主人には心から感謝しています。そして、嫁いできてくれた娘と孫には、がんと共に生きているわたしの姿を見てもらえばいいかな。誰か、他の人が患ったときにアドバイスしてあげてね、と、思っています。

がんになっていなければ、今のわたしはありませんでした。がんになった以上、がんと生きていく。いつか、わたしのこれまでの経験を患者会や講演会などでお話できればと思っています。

娘がいなかったら、大好きな堀田先生にも出会っていなかったかもしれません。娘にはありがとう、これからもよろしくネ！という感謝の気持ちでいっぱいです」

病院の扉を開けられなかった自身の弱さを、乗り越えたからこそ今の強さがあるの

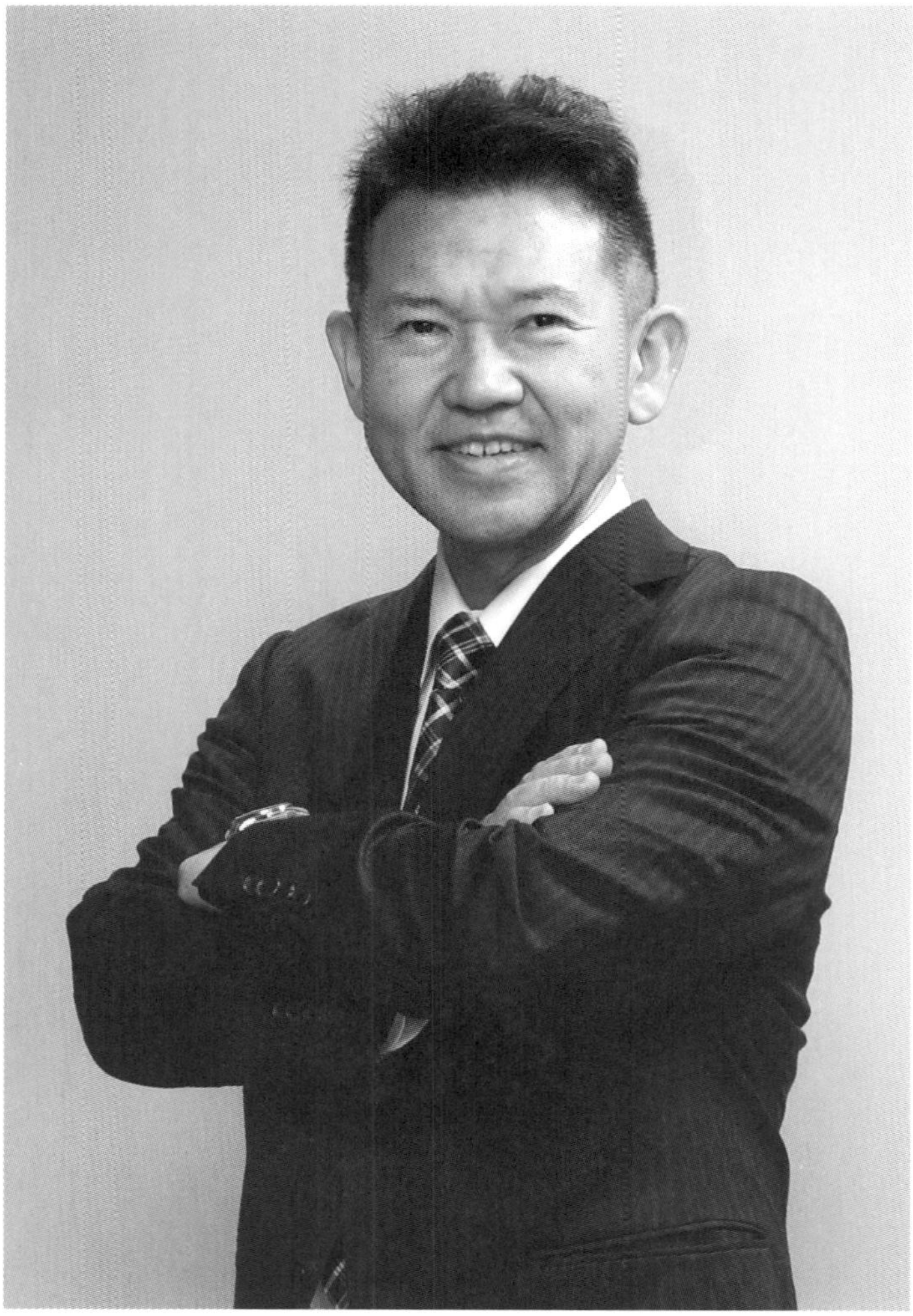

です。Gさんから、わたしも多くのことを学んでいます。

がんという診断を受けた以上、これまでの生活習慣や考え方を変えることは不可欠です。また、治療に対しても医者任せにせず娘様のアドバイスも素直に聞き入れ、自分で考え行動することがさらなる免疫力の向上につながっていると思われます。

その後のCT検査では、腫瘍はとても小さくなり抗がん剤治療を中止して高濃度ビタミンC点滴と気功、さらに食事の改善を継続され、手術を無事に乗り越えられました。

■Gさんの場合

乳がん　ステージ2

■希望クリニックでの治療

高濃度ビタミンC点滴療法　P85

免疫細胞療法　P80

食事療法　P87

気功

漢方

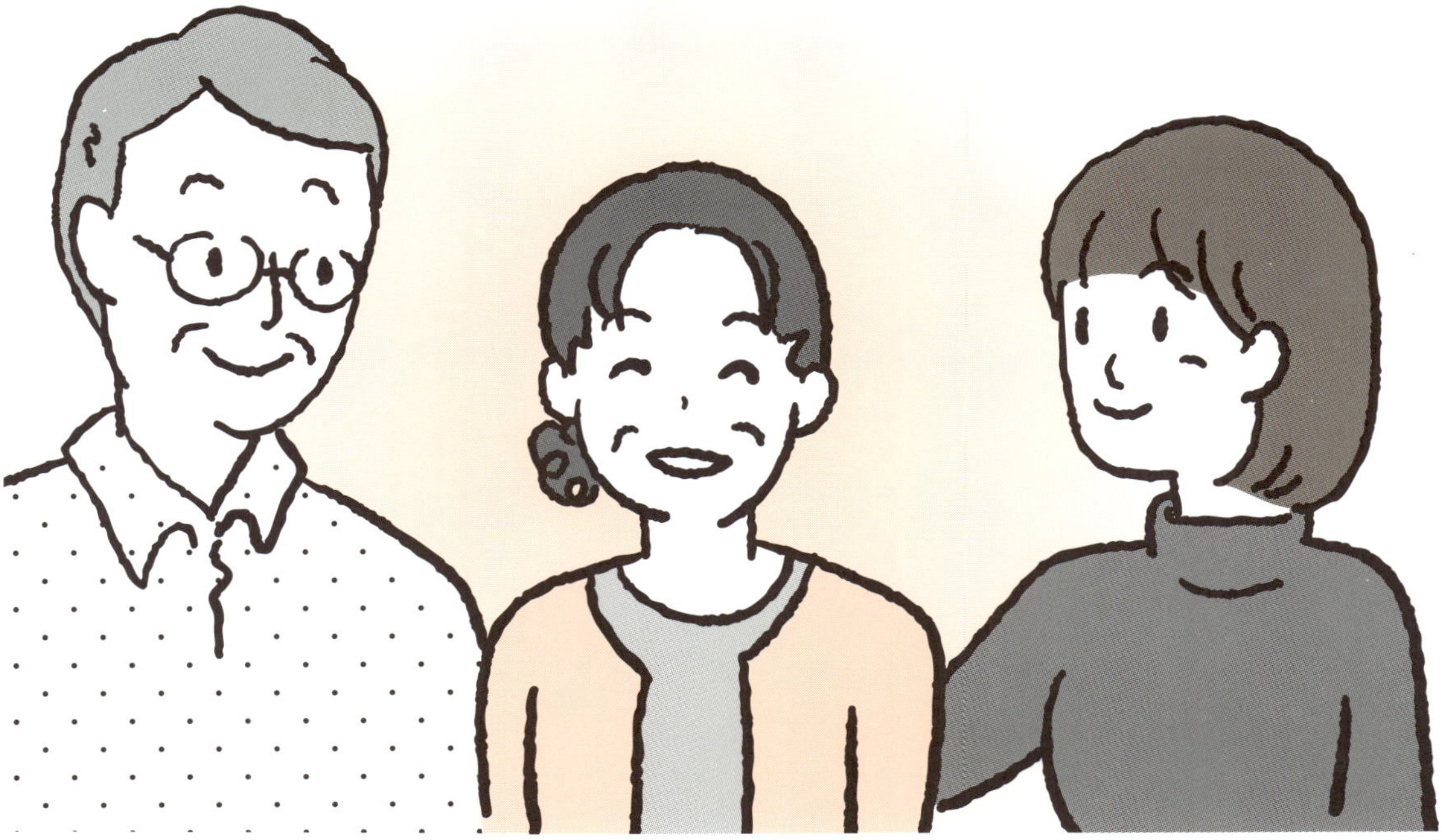

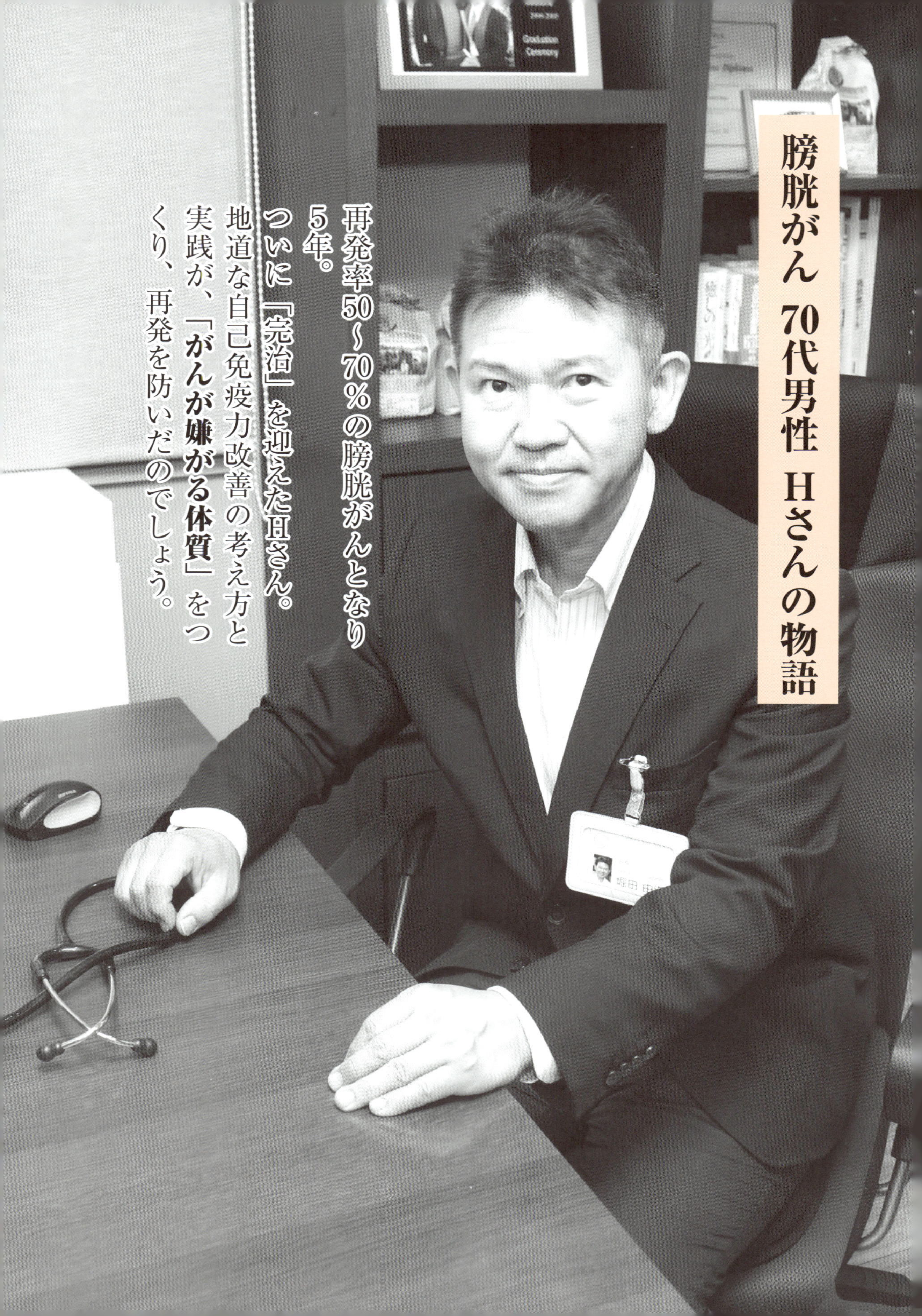

膀胱がん　70代男性　Hさんの物語

再発率50～70％の膀胱がんとなり
5年。
ついに「完治」を迎えたHさん。
地道な自己免疫力改善の考え方と
実践が、「**がんが嫌がる体質**」をつ
くり、再発を防いだのでしょう。

堀田式がん治療
物語8

「再受診の必要なし。完治です！」明日からも自己免疫力を維持して生きていく！

■膀胱がん　70代男性　Hさん

もともと非常に体調管理に気をつけておられているHさんですが、ある日「血尿」が出てしまいます。検査の結果は非常に再発率の高いとされる「膀胱がん」でした。そのため、術後はこれまで以上に体調の管理を意識される生活を送られます。そして、術後5年目、ついにHさんに完治の診断がなされました。

Hさんは、2012年に尿の中にポツンと赤いものが混じっていることに気づき、持病である糖尿病の主治医に相談して検査を受けた結果「間違いなく血液が混じっている」とのことで再検査を勧められ、紹介先の総合病院で膀胱鏡検査を受けることになりました。

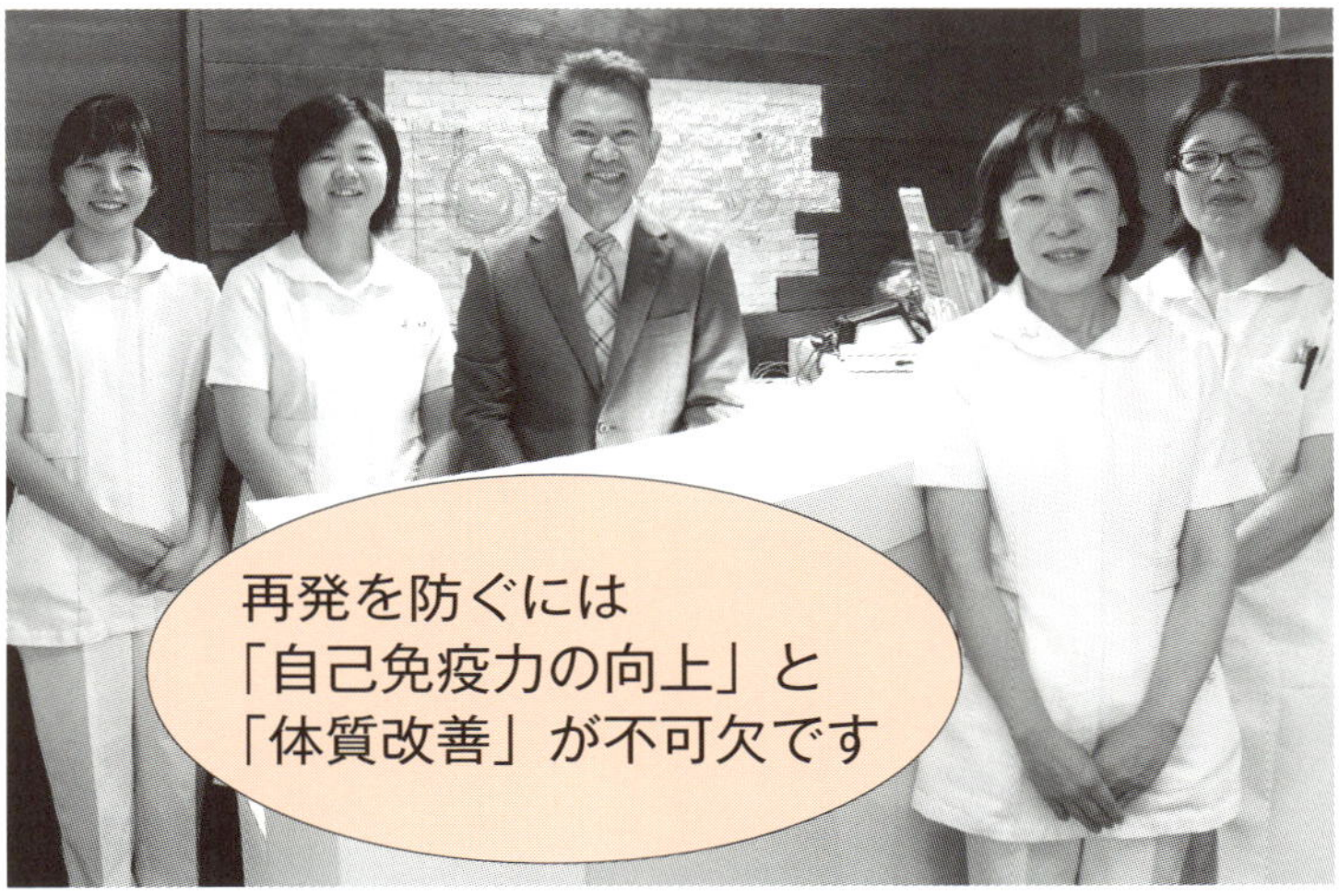
再発を防ぐには
「自己免疫力の向上」と
「体質改善」が不可欠です

Hさんが、検査に立ち合っていた看護師に検査中に質問してもいいのか尋ねると「いいですよ」とおっしゃるので、モニターを見ながら「この赤いのは何ですか？」と担当の医師に質問したところ「がんですよ」と言われたそうです。

「その時はさすがに「えっ！」と思いましたね（笑）。

2㎝の膀胱がんが発見されたのです。膀胱にがん？　という感じで少し驚きましたが、胃がんや肺がんだと言われていたらもっとショックは大きかっただろうと思います。主治医から手術には1週間程度の入院であることを聞き、がんといっても軽いものなのかな？　とも感じていました」

手術と言っても尿道から手術用の内視鏡

を挿入し、病巣部を電気メスで切除するというものでHさんの場合、再発率が50～70%もあることを聞かされていました。しばらくの間は「どうすればいいのだろうか」との不安を覚えておられました。

「帰ってすぐ妻に検査結果を知らせると、偶然にも同じ日に実家からの電話で妻の兄もがんを患ったことを聞いたばかりで『いったいどういうこと……』と大変ショックを受けていました。手術は2週間後なら可能ということでしたので、妻から『すぐに手術をしたほうが良いのでは』という助言もあり、迷うことなく予約を入れました」

Hさんは東北のご出身で、当時は用事で東北に行くことがあり、行きも帰りも時間があれば書店に立ち寄っていたそうです。

「多くの書籍があるなかで『がん』と書いている本があるとパッと目が行くんですね。すぐに購入して約2時間半の道中、がんの本ばかり読んで、がんというものを本当に意識していました。

それまでは全く意識することもなかったのですが、父親は肝硬変、弟は肝臓がんで亡くなっていたので、そういうDNAがあったのかなと……」

Hさんは常に疲労感が残っていることを勤め先の社長に相談すると、高濃度ビタミンC点滴療法をすすめられ、体質改善を目的にがんの診断を受ける少し前から月に2度ほど当クリニックを受診されていました。

そんなご縁もあって、再発する可能性が高いがんなので、再発してがんの全身への転移を防ぐことがとても大事であるとお話ししました。

「点滴を受けている1時間～1時間半は、体の中で『がん細胞が消えていく』ことをずっとイメージしていました。そのまま寝入ることも多々ありましたが……（笑）。

相談している時の先生

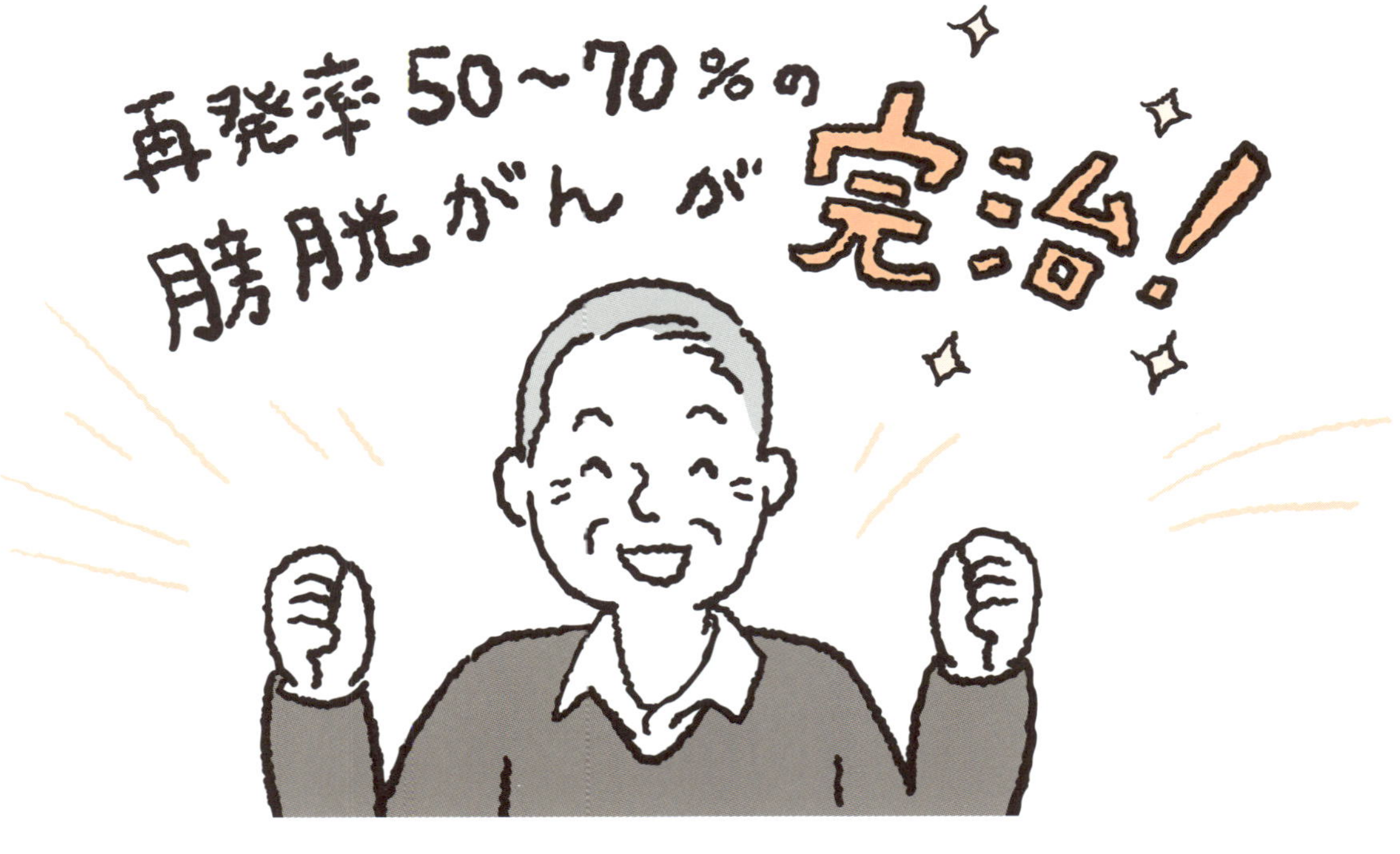

は、決して上から目線ではなく、半ば雑談のようにして『大きなショック（ストレス）を受けたずーっと後にがんが発見される可能性がある』など、受診するたびに気持ちや考え方など多くのアドバイスをいただきました」

治療に関しては、とにかく自身でできることはきっちりと取り組んでいただきました。

「がんであることがわかってすぐにビタミンCの量を増やして点滴の頻度を上げました。そして、わたしの性格を察知した先生のすすめで一度だけ心理セラピーを受けたのですが、それ以降、気持ち的にはとても楽になったように思います。妻の協力もあり食事の改善についてはとても意識して取り組みました。もともと糖尿病がありましたので甘いものは控えていたのですが、絶対だめと言われてもたまには食べたくなります。人間ある程度糖分は必要ですよね（笑）。ただ、がんになってからは朝食には意識して生野菜を食べるようにしました。今でも食べています」

Hさんの奥様がいろいろと工夫され、肉類なども少しは取り入れながらバランスよく食べるように気をつけておられます。運動としては「ノルディックウォーキング」を継続され、プールに行ったり、近くにある公園の器具を活用しながらストレッチをしたりなどされています。旅行で石垣島などにも出かけ、できるだけ「気持ちを楽に、おおらかな生活」が過ごせるよう心掛けています。その結果、手術から2年間、4カ月ごとの検査では「再発なし」の診断を受けることができたのです。その後は約半年に一度の定期検査をされていたのですが、4年目の検査後の主治医の言葉にHさんは驚きました。

「わたしは主治医の言葉を疑いました。『もう、次は来年の5月でいいですよ！』と……。1年も先って、どういうことですか？　それでいいんですか？　と思わず尋ねました。すると、『いいです、いいです』と言われたのです。

それから1年、今年の5月に『尿の検査では何も出ていないので大丈夫だろう』と思いながらも少しの不安を持って検査に行ったところ、主治医からは『何もないから、もう検査に来なくていいですよ！』と太鼓判を押されました。

再発率50～70％と言われてから5年。一度も再発することなく『完治』の言葉を聞くことができたのです」

「いつも優しく親切に接してくださる希望クリニックのスタッフの皆さん、常に笑顔でわたしの目線でアドバイスしていただける先生と出会えた『ご縁』に心から感謝しています」

完治です。「あ～よかった!!」

■Hさんの場合
膀胱がん
■希望クリニックでの治療
高濃度ビタミンC点滴療法　P85
心理セラピー　P94
食事療法　P87

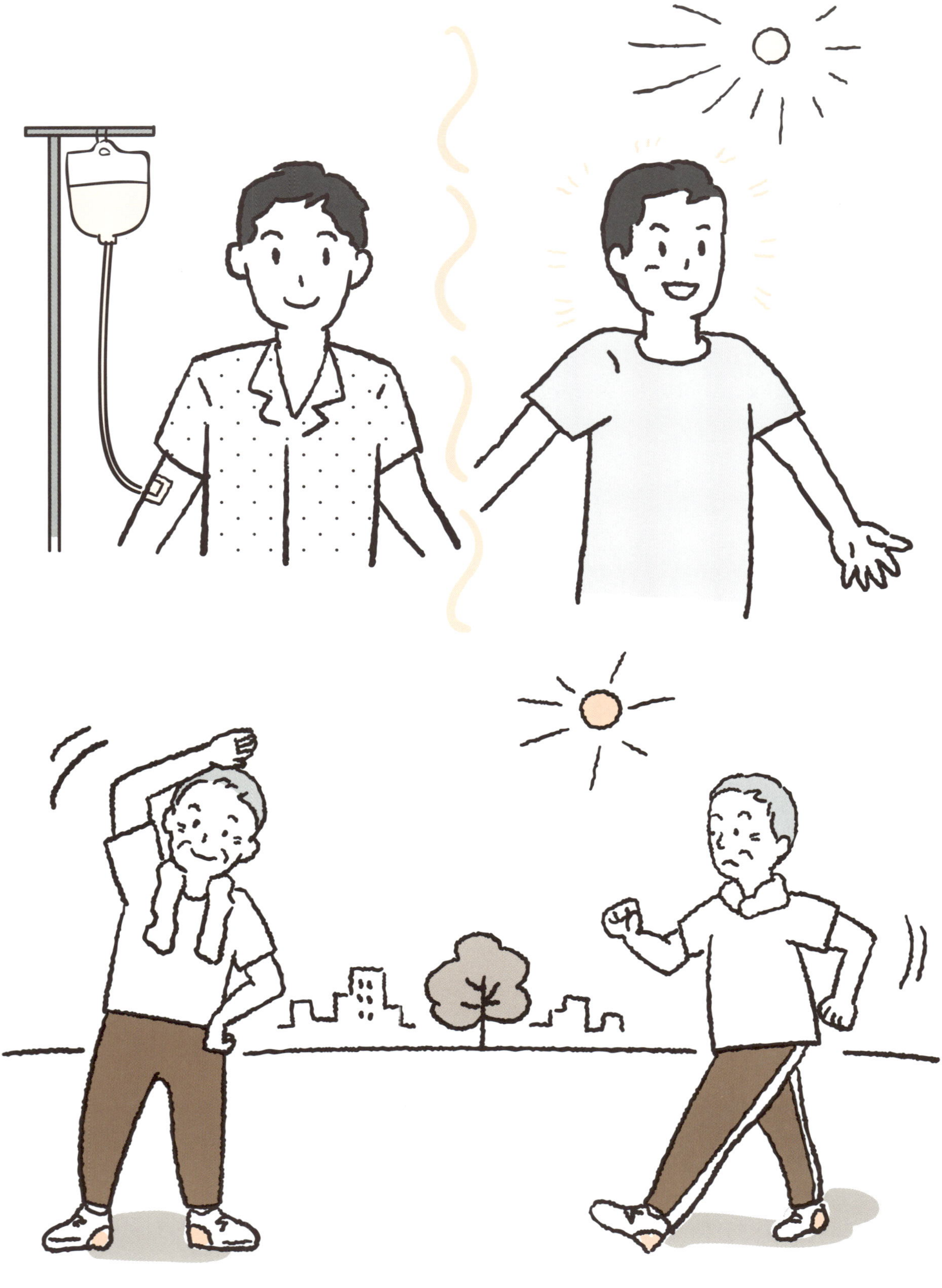

脳腫瘍　40代男性　Iさんの物語

可能性の追求
治るためのひとつの選択肢
「免疫細胞療法」

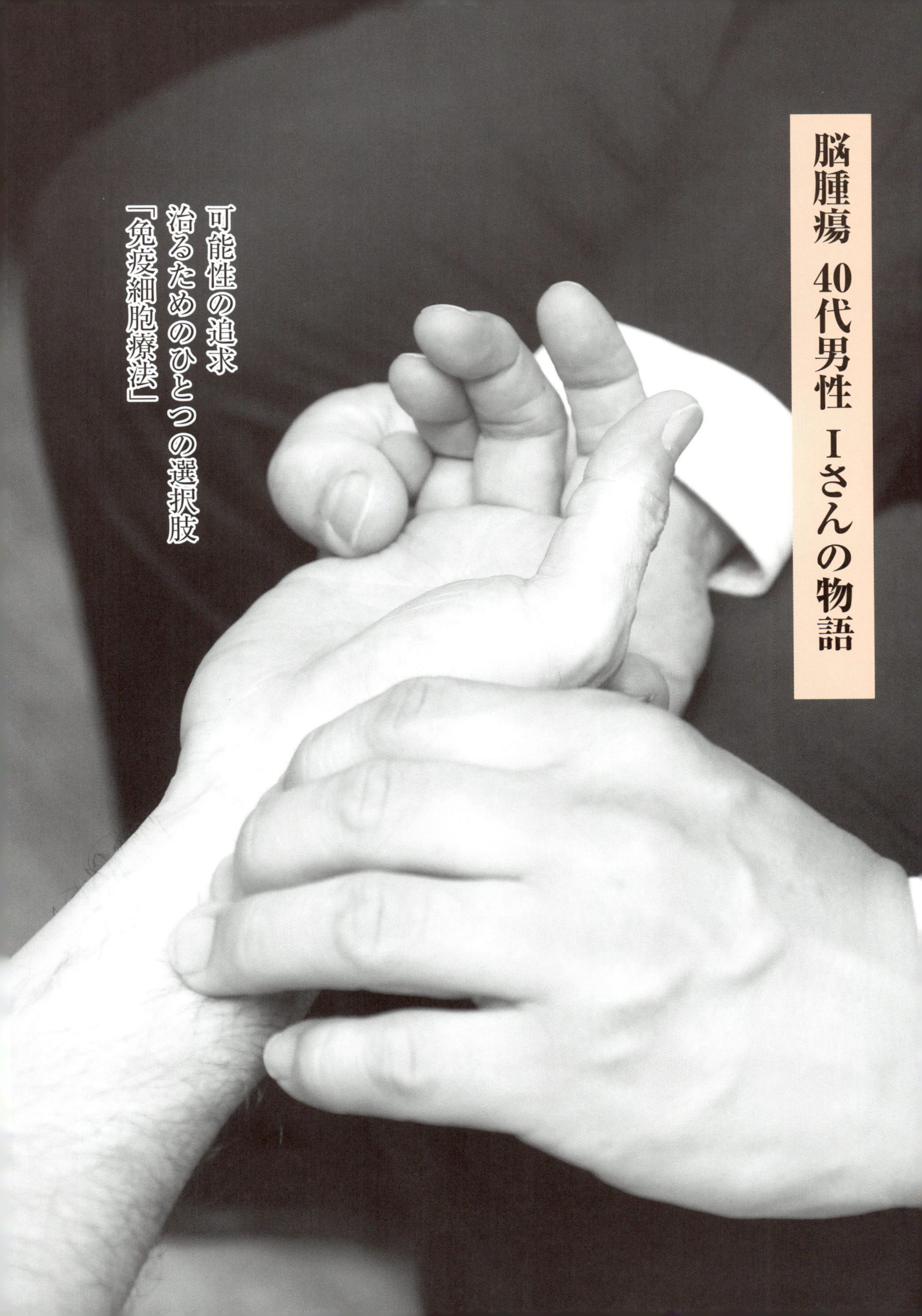

堀田式がん治療
物語9

脳腫瘍治療の可能性を求めて

■脳腫瘍 40代男性 Iさん

Iさんは、2008年6月に釣りに行かれた際、船の上で倒れ、そのまま病院に運ばれました。

そこで卵大の腫瘍が見つかり、脳腫瘍（神経膠腫《こうしゅ》）グレード2の告知を受けます。大学病院で手術を受け「5年生存率は70％」ということで経過観察となりました。ところが、5年後に再発し、卵5分の1大の腫瘍が見つかります。2013年9月に手術をしますが、グレード3で「5年生存率が50％」となり「放射線＋抗がん剤治療」の説明を受け、それ以外にも何か良い方法がないかと、2013年11月に当クリニックを受診されました。

当時のIさんは、グレード2からグレード3へ悪性度が上がったことと、治療への大きな不安を抱えていらっしゃることが一目でわかりました。子どもの症例ではありますが、同じ種類の脳腫瘍でより悪性度が高いグレード4の症例で、術後のリンパ球療法の治療で完治した例が報告されています。また、5年生存率が限りなくゼロパーセントに近い脳腫瘍で10年間再発がないという症例報告を参考にIさんはグレード3ということでしたので、再発を抑えられる可能性が高いと判断し、免疫細胞療法を実施しました。放射線治療を行い、抗がん剤治療は約1年で終了され、その後再発することなく経過しています。当初は2週間に1回で実施していた免疫細胞療法ですが、頻度も時間経過とともに減らしていく方向で、2014年には1カ月に1回となり、2015年からは2カ月に1回で実施しています。リンパ球の数も当初1200個／μLほどだったものが、2000個／μL近くまで回復されています。Iさんの場合、再発され5年生存率が50％と宣告された時の不安は計り知れないものがあったかと思います。

Iさんにとっては子どもの症例とは言え、完治した事実が心の支えとなり、それまで持たれていた大きな不安が解消されたと思われます。**今後は、生活、食習慣への意識を高めながら、より一層がんが嫌がる体質に改善していくことがとても重要になってきます。**

■「活性化自己リンパ球療法」英国医学雑誌「THE LANCET」掲載

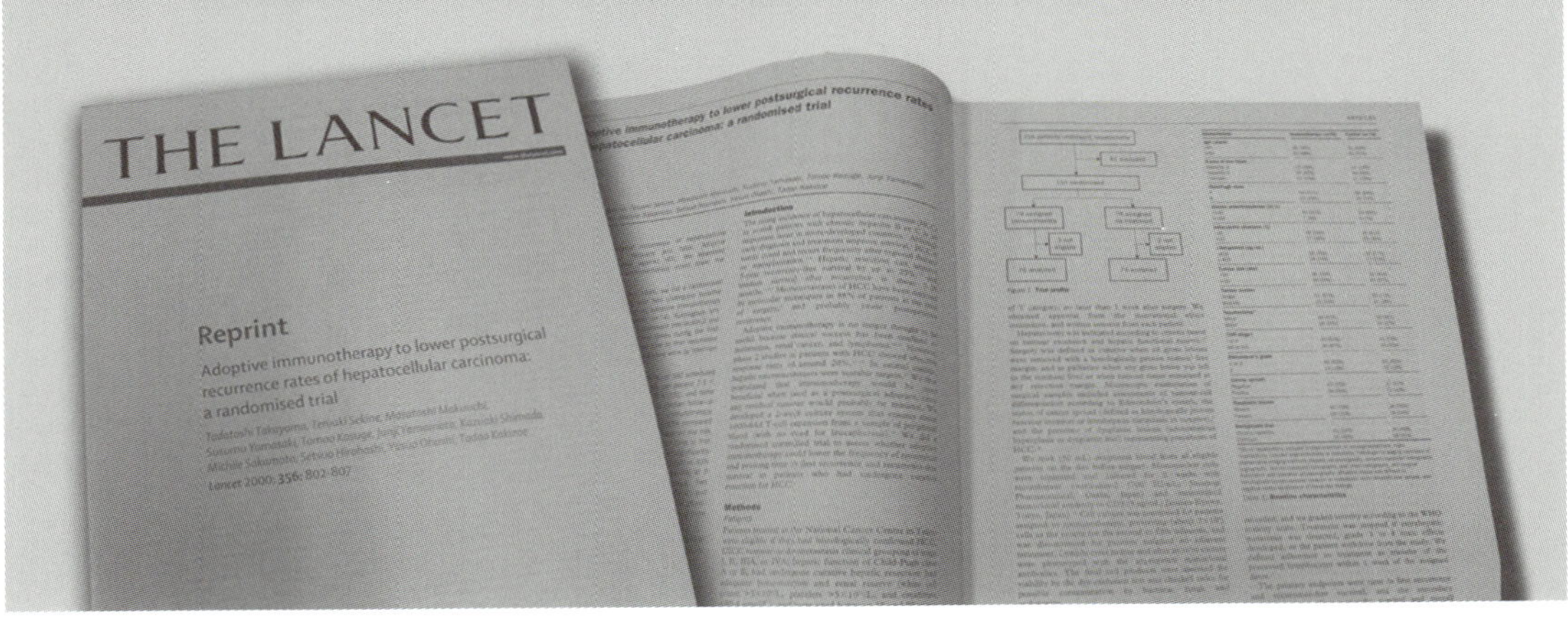

■Iさんの場合
脳腫瘍グレード3

■希望クリニックでの治療
免疫細胞療法　P80
食事療法　P87

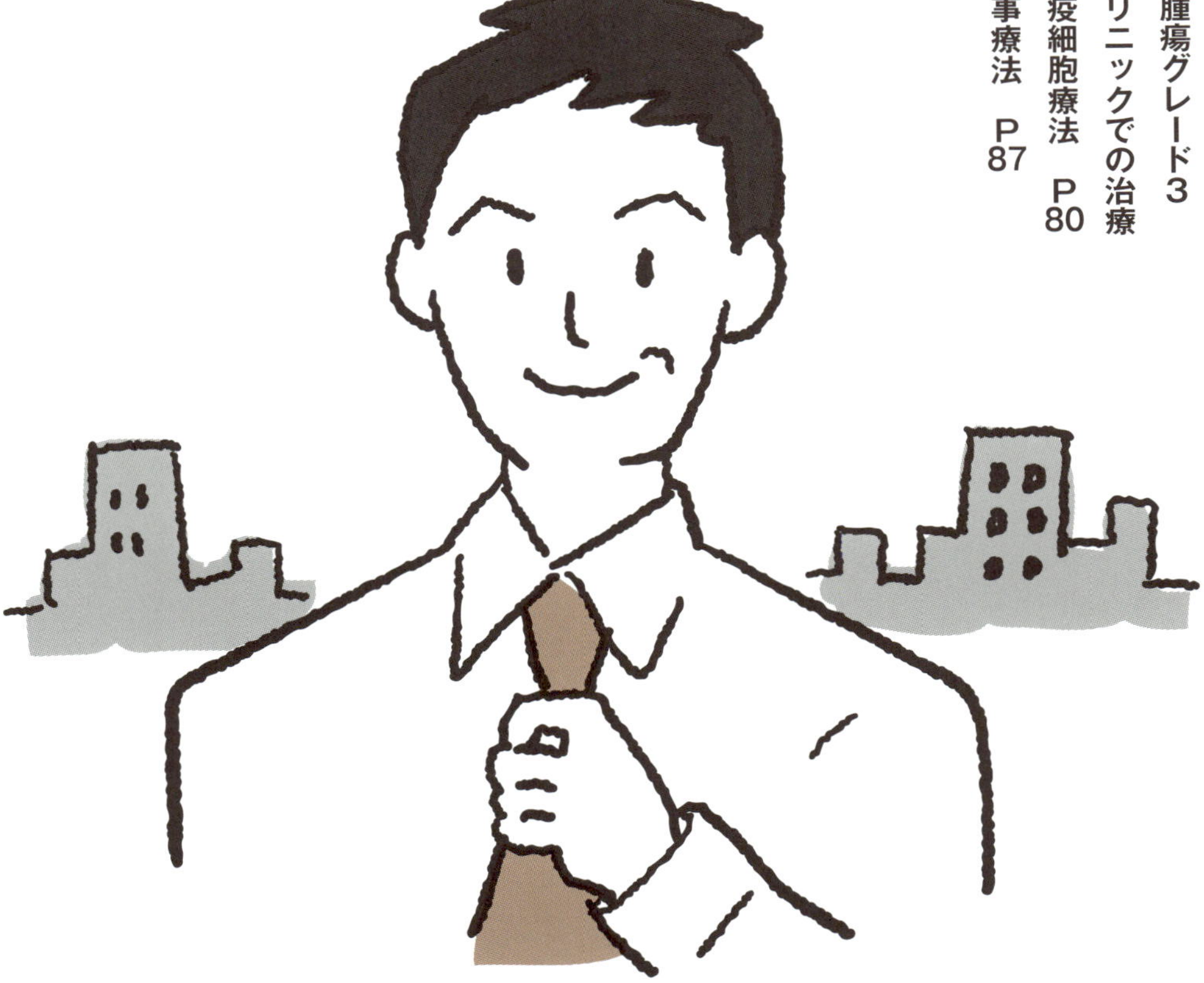

食道がん　70代男性　Jさんの物語

70代で再発
その後、完治へとつながった物語

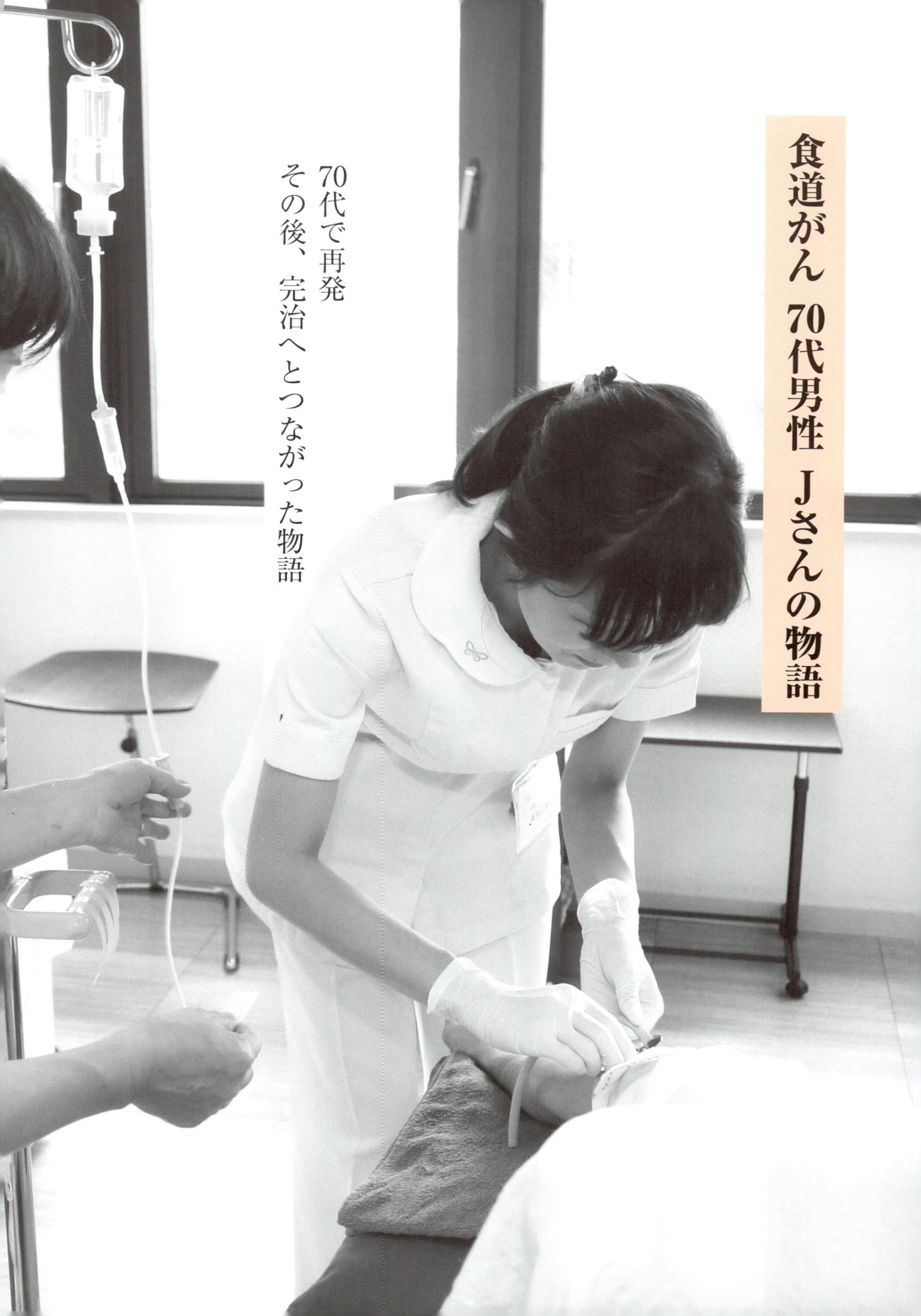

堀田式がん治療
物語10

「がん＝不治の病」とは限りません

■食道がん 70代男性 Jさん

数年前、Jさんは初期の食道がんの診断で粘膜切除術を受けました。術後の病理検査では取り切れていない可能性があると言われ、放射線治療と抗がん剤治療を受けました。その時は、これでまず大丈夫だろう、ということでしたがその1年半後、74歳の時、残念ながら再発してしまいます。拡大切除手術を提案されていましたが、ご家族の意見もあり、手術の選択はされませんでした。当クリニックへいらっしゃったのはその時です。手術後1年半で、ご高齢なこともあり、高濃度ビタミンC点滴と同時に免疫力をできるだけ短期間に回復させるために、「補給」と「教育」を目的とした二つの免疫細胞療法を行いました。

6カ月後のCTではリンパ節の腫れが縮小し、PET-CTでもがんの兆候はなく、当初約600U／mlあったP53抗体もまだ高値ではありますが、180U／mlまで低下しました。

しかし、その後P53抗体が少し上昇したため、リンパ球の質を向上させる目的で再度、教育的な働きをする樹状細胞療法を行い、平行して高濃度ビタミンC点滴療法を継続されました。

Jさんは、当クリニックで約2年間の治療を続けた結果、がん消失が確認され完治の診断がなされました。

このように状態や環境が許せば、複数の役目を持つ免疫細胞療法を行える点が当クリニックの利点と言えます。

■免疫細胞療法の役割

1. 補給

数が減っている時に増やす

2. 教育

「免疫細胞」へ役目を教える

■Jさんの場合

食道がん

■希望クリニックでの治療

高濃度ビタミンC点滴療法　P85

免疫細胞療法　P80

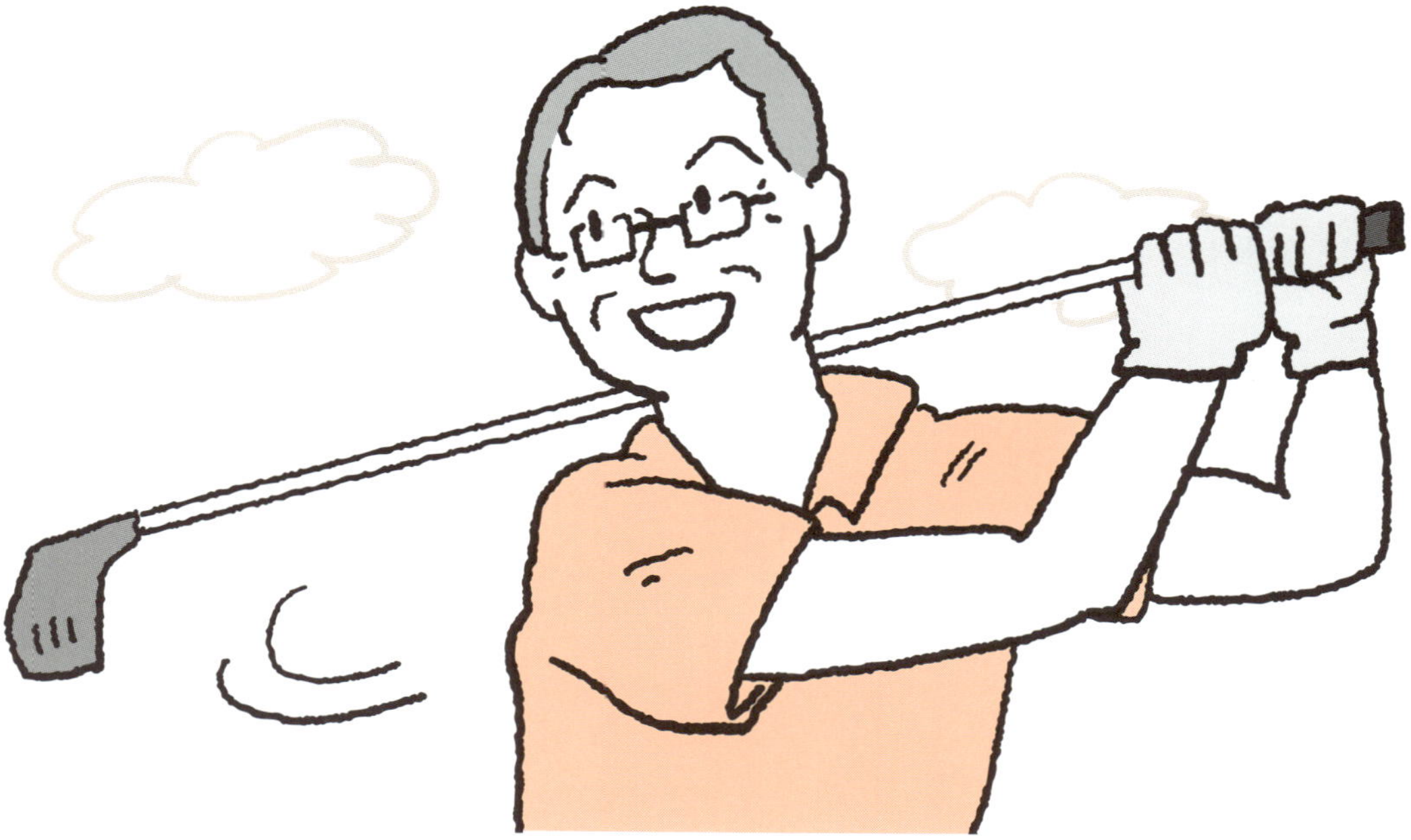

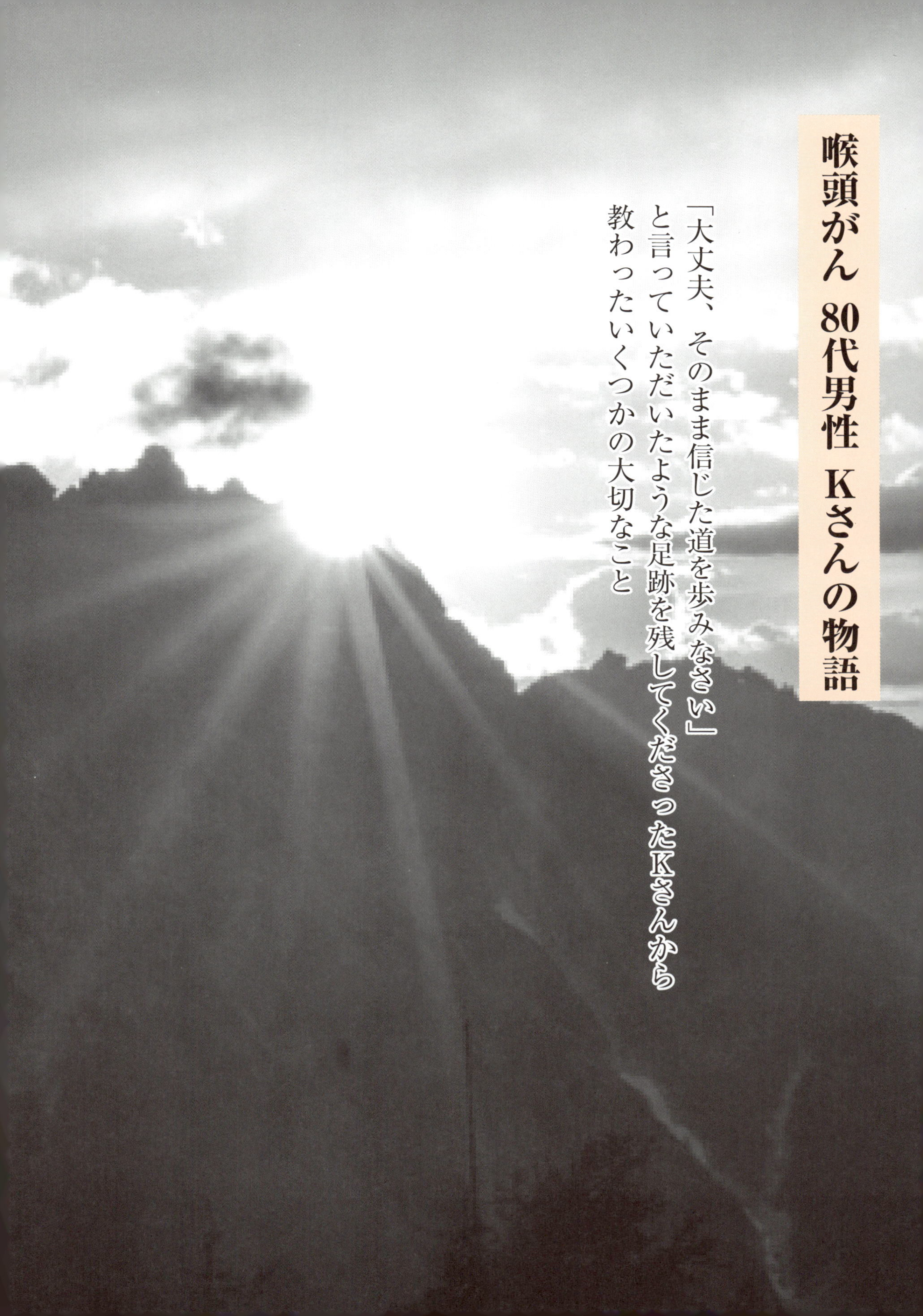

喉頭がん　80代男性　Kさんの物語

「大丈夫、そのまま信じた道を歩みなさい」
と言っていただいたような足跡を残してくださったKさんから
教わったいくつかの大切なこと

堀田式がん治療
物語11

希望クリニック開院の日 最初の患者さんが教えてくださったこと

■喉頭がん 80代男性 Kさん

Kさんは当クリニック開院2010年のその日、初めてわたしの前に座ってくださった患者さんでした。

声がかすれる日々が続いたので、検査を受けたところ「喉頭がん」の告知を受けます。

左の頸部へ4㎝のリンパ節転移が認められました。主治医からは「喉頭全摘出手術」を提案されます。80歳を超えていたこともありますが、それよりもその手術により「声」を失うことや手術による合併症も懸念されるという状況でした。「もちろん、長生きはしたい。でも、もう苦しくてつらい治療は避けたい。残りの人生を最期まで声が出る状態で謳歌したい」と考え、手術や放射線治療など副作用の心配の少ない治

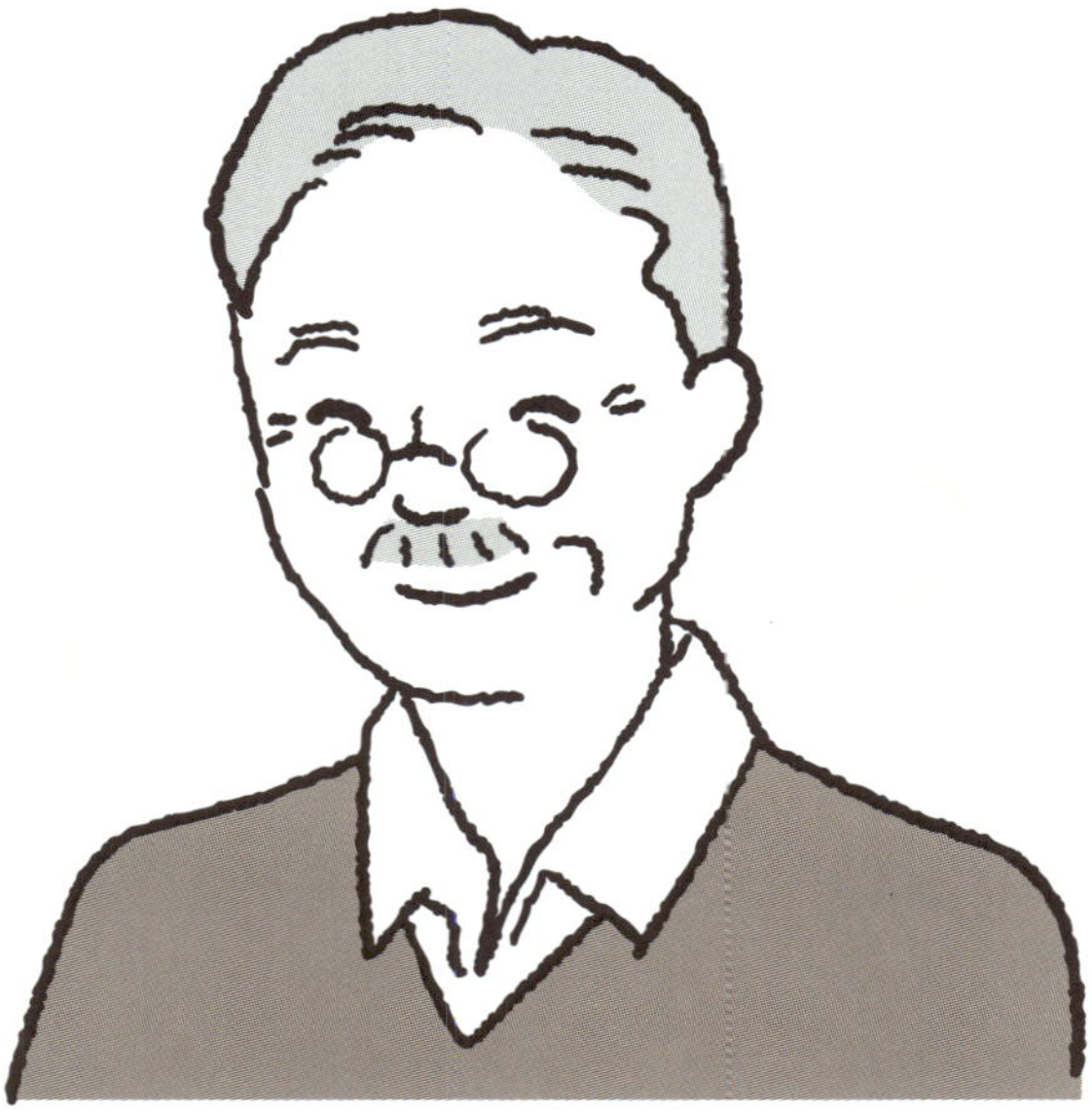

療法を探し求めて、当クリニックを訪ねてくださったのです。

Kさんは1年半前に大腸がんによる腸閉塞で緊急手術を受け、人工肛門になったことから自己免疫力がかなり低下していることが推測されました。手術以外の治療法として、放射線治療の可能性もお伝えしました。しかしながら、Kさんの気持ちは動かず、まず、免疫細胞療法を、そして高濃度ビタミンC点滴を選ばれました。毎週の免疫細胞療法の治療後には、腫瘍が約3㎜ずつ小さくなっていき、がん細胞が攻撃されたことが確認できました。そして2010

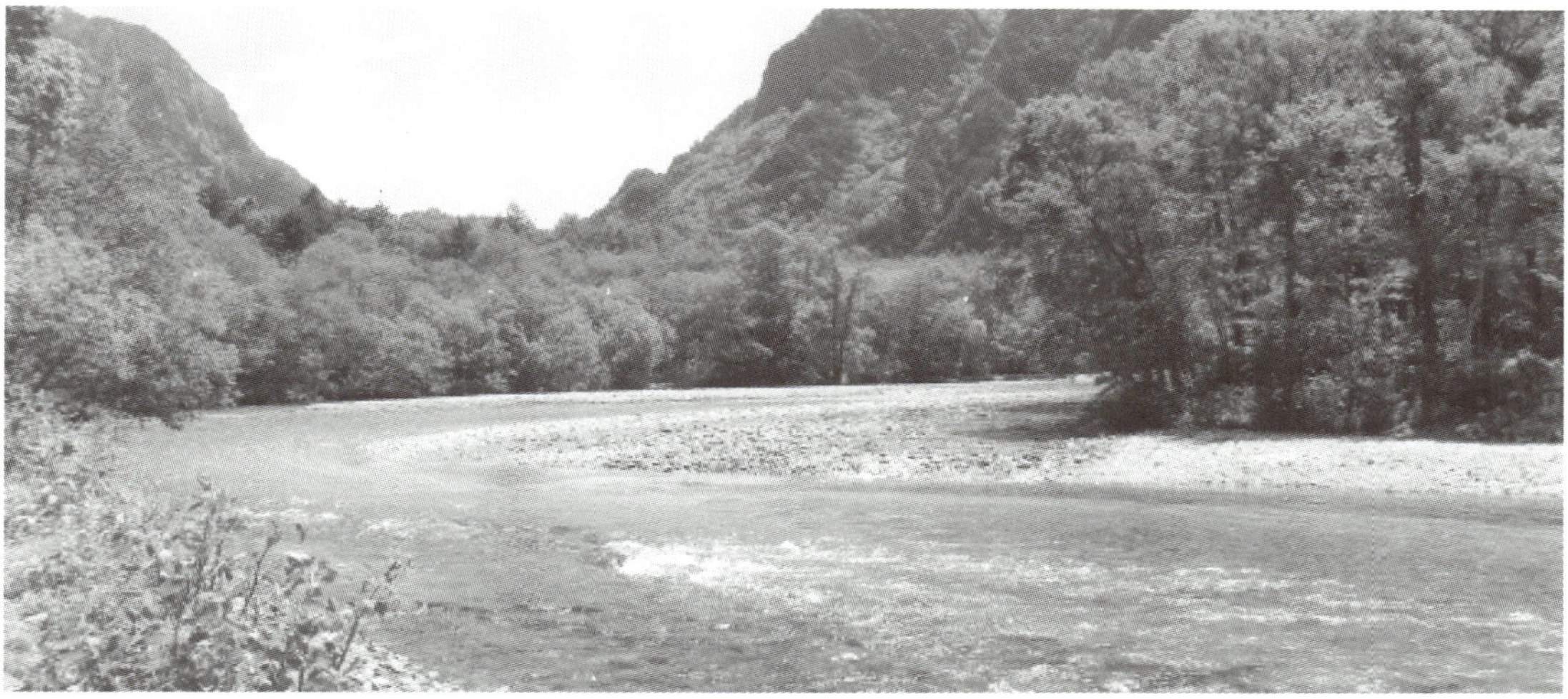

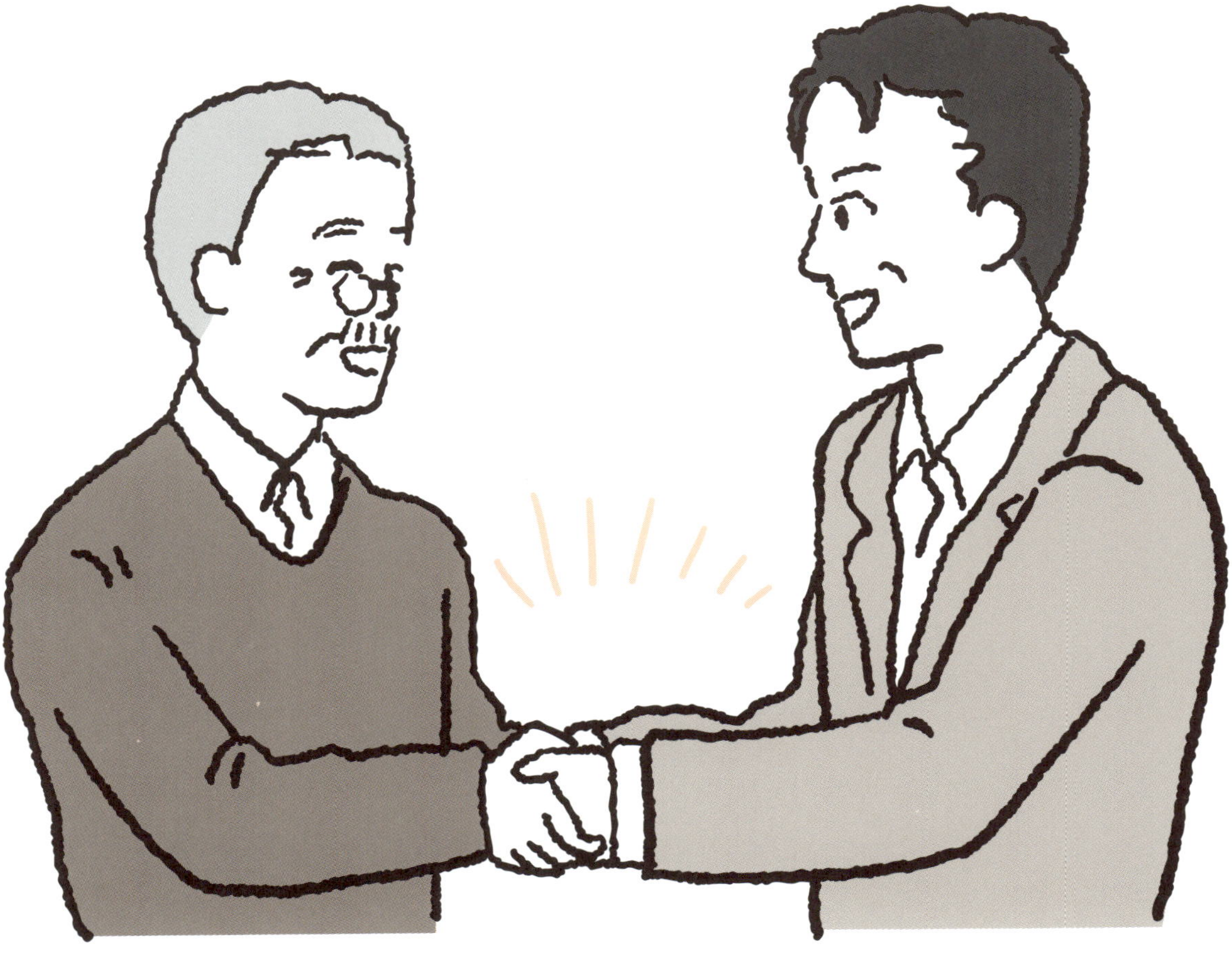

年の冬、直径4cmほどあった腫瘍が、外見上全くわからない状態となりました。また、極度に出にくかった声も回復し、とても喜んでくださいました。

目に見えるしこりがほぼ無くなったこともあり、免疫細胞療法は約4カ月経過後の16回目にて終了し、経過を見守ることとなりました。年を越えた1月の終わりごろにお見えになった際は、再びそのしこりが硬くなってきていましたが、Kさんが免疫細胞療法を再開することはありませんでした。

「免疫細胞療法の効果があるだろうことはわかった。声もこうして出ているし、本当にありがたいことだ。でも、これまで本当に好きなことをして人生を楽しんでこられたし、治療の副作用の苦しみもなかったし、そろそろ自然の流れに身を任せてみようかと思っているんだ」

こう話してくれたKさんは通院時、とても雪深い地域から、お嫁さんに車で送ってもらっていました。「雪もあるし、もし車で何かあれば、息子たちにも申し訳ないしな」。こう笑ったKさんとわたしは、この時から「生死感」「生きざま、死にざま」などの話をするようになったのです。そして、その年の3月、しこりはもとの4cmに戻ってしまいました。5月、当クリニックへ最後にいらっしゃった時、ご近所の医院への紹介状を書きました。

「前日の夜まで笑顔で話していましたが、朝、静かに息を引き取りました」とご家族から連絡をいただいたのは、２０１１年６月のことでした。

このことからわたしは単に免疫細胞を増やすだけではなく、増やすと同時に免疫細胞の質そのものを上げていく必要があると感じました。そのことが樹状細胞療法の導入につながりました。また、統合医療を学んできた観点から、免疫が落ちてしまった原因を解決し、食養生だけでなく、漢方やサプリメントの力を借りてできるだけ早く体質を変える必要性を確信しました。

■Kさんの場合
喉頭がん

■希望クリニック
高濃度ビタミンC点滴療法　P85
免疫細胞療法　P80

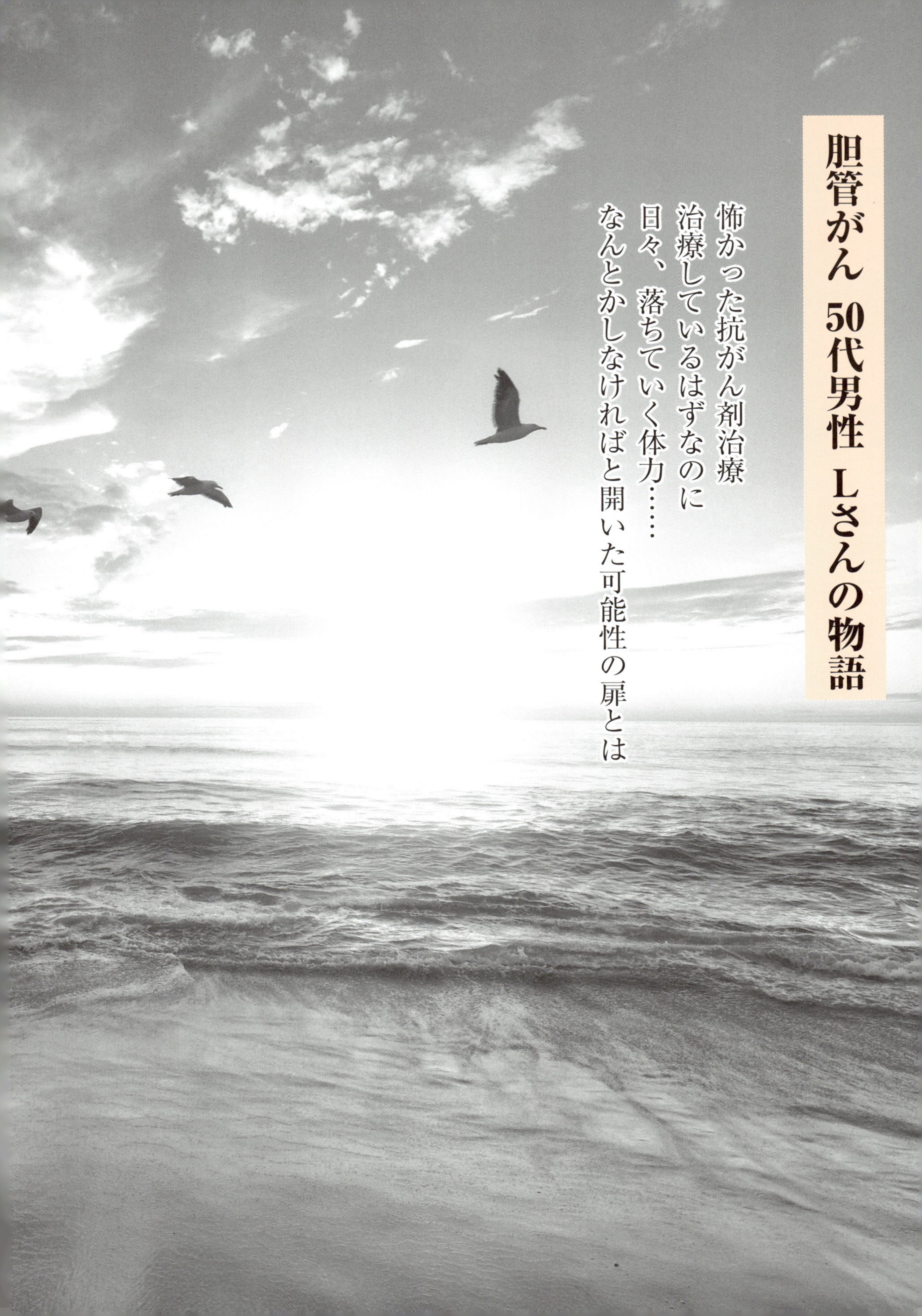

胆管がん　50代男性　Lさんの物語

怖かった抗がん剤治療
治療しているはずなのに
日々、落ちていく体力……
なんとかしなければと開いた可能性の扉とは

堀田式がん治療
物語12

わたしだけの「奇跡」ではなく誰にでも起こり得ることです

■胆管がん 50代男性 Lさん

Lさんは、黄だんの症状が出たため2014年に検査を受けました。その時に告げられた病名は胆管がん。すぐに手術が行われましたが胆管がんの手術は難易度が高く、20時間を超える大手術になったのです。

「手術ができるということはまず治るだろうと安心していて、大きく落胆することもありませんでした。ところが、数カ月後に思ってもいなかった再発の診断を受けたのです。その上、手術はできないと告げられ主治医から示された治療法は、抗がん剤治療でした」

Lさんは「恐怖や痛み、苦しみを感じながら過ごすことだけは避けたい」と強く思っていたのですが、躊躇しながらも抗がん剤治療を受けることを決断されます。

ところが、治療を重ねるたびに体調が悪化し、想像していた以上の強い副作用に苦しむことになり、真っすぐに歩くことすら困難な日々に悩まされました。

「このままでは、これまでのような日常生活は到底送れないと感じたのです。とにかく、体が抗がん剤を受け付けず、過度な反応をしてしまうのです。治療を受

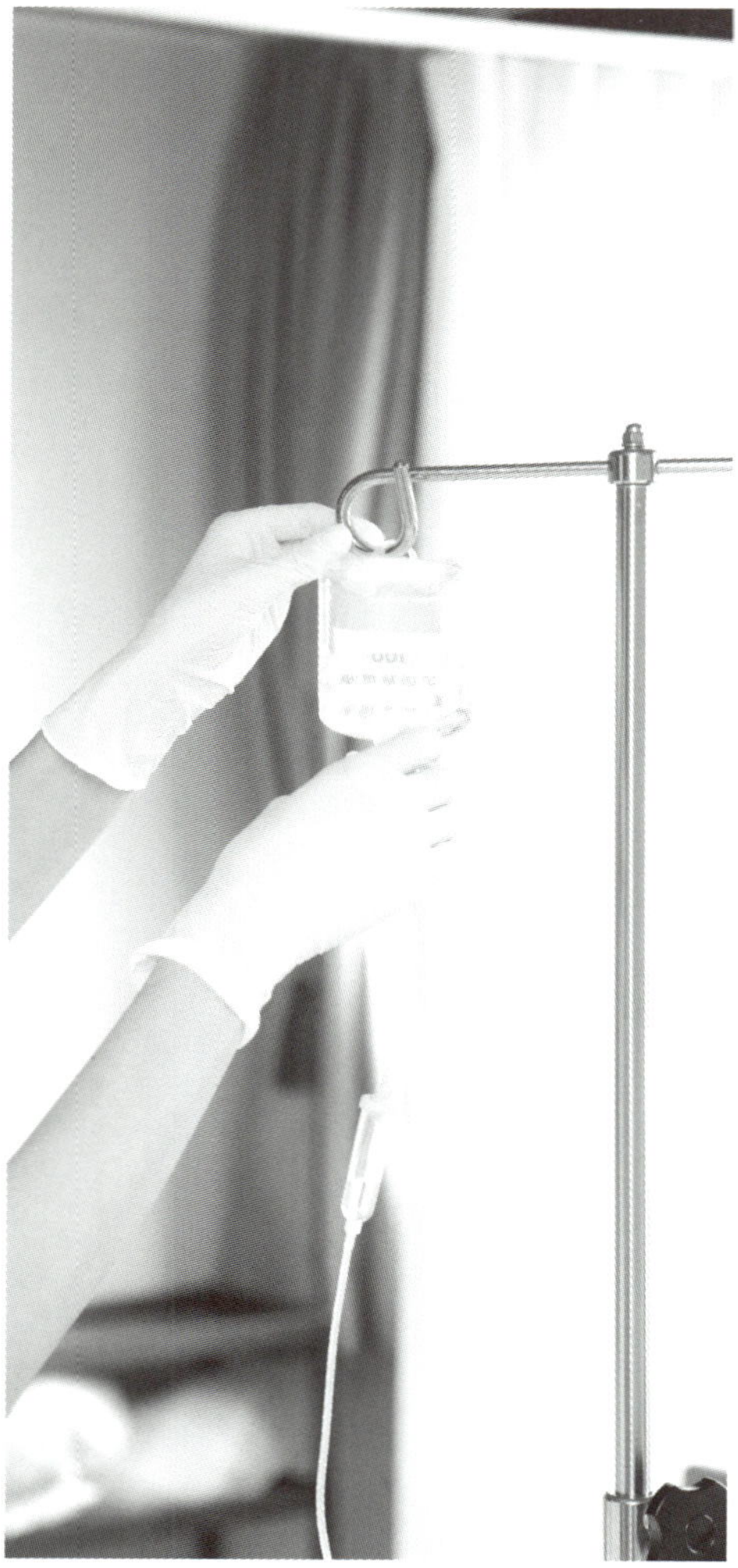

けると副作用ですぐに入院が必要になる状態でした」

しかし、術後8カ月目に肝内肝門部リンパ節への転移の診断を受け、当クリニックに相談にいらっしゃいました。

「自分に合った治療法がないかあらゆる情報を集め、希望クリニックをインターネットで知りました。堀田先生にもいろいろと相談をし、今の自分へ必要だと感じた治療に取り組むことを決め、その上で抗がん剤治療の中断を主治医にお願いしました」

Lさんは、点滴での抗がん剤の強い副作用で免疫力が低下していました。それで、まずは免疫細胞療法でがんと闘える体に戻すことを目指しました。また、体質改善目的の梅エキスと高濃度ビタミンC点滴を取り入れられました。

しかしながら、肝内の転移が徐々に大きくなったため放射線治療を受けましたが、一時的な効果はあったものの満足のいく結果を得ることはできませんでした。そこで、勇気を出して抗がん剤治療の再開を決断されたのですが、以前よりさらに強い副作用が出てしまいます。

「抗がん剤治療を受けるたびに自分に死が迫ってくるようにさえ感じました。そこで、覚悟を決め、もう抗がん剤治療を完全にやめると主治医に話したのです。すると主治医からは、抗がん剤治療以外に打つ手はないので、残りの半年から1年は緩和ケアを……とはっきりと言われました。それでわたしはある意味、人生の終わりを覚悟した部分もあります。でも、それは、あらゆる手を尽くしてやろうという気持ちの裏返しでもありました。副作用で、満足とはほど遠くつらい日常生活を過ごしながら治るかどうかを不安に思う毎日よりも、自分の足で歩けるうちにいろいろチャレンジしてみよう！　という気持ちが強く湧いてきたのです」

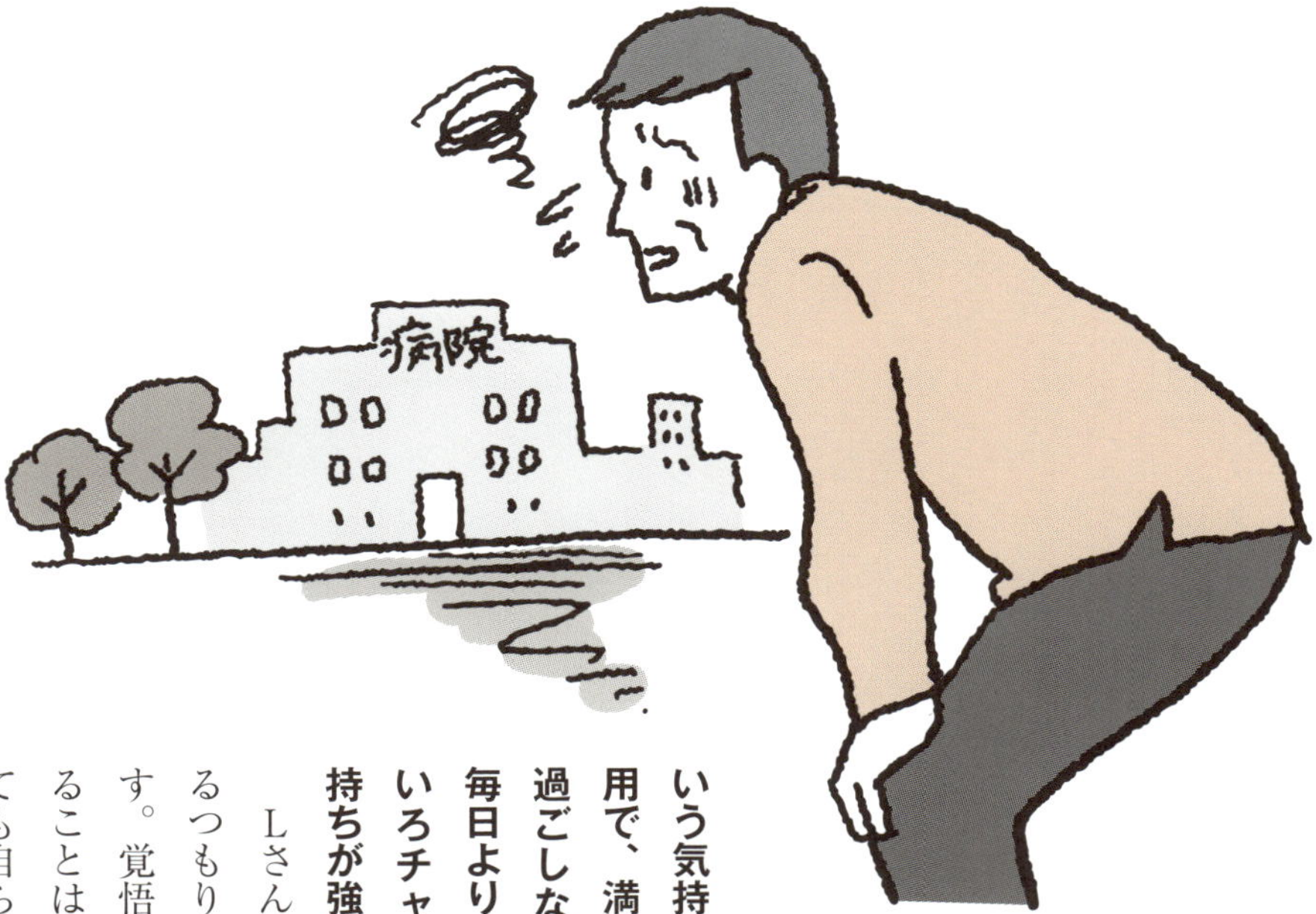

Lさんは決して「このままじっとしているつもりはない」という覚悟をされたのです。覚悟はしたけれども、決してあきらめることはありませんでした。治療法についても自ら積極的に調べられ「まだまだ打つ手はある！」という前向きな気持ちになり、さらに体質の改善を進めるため鍼灸や漢方を、またアポトーシス作用を期待して低分子化フコイダンも取り入れました。精

神的な落ち込みも大きかったこともあり、心理セラピーも受けていただきました。

その間、奥様からの**「あなたはきっと大丈夫」**という言葉に支えられていたと話されます。

そして、できることに積極的に取り組んだことで「劇的な変化」が起こりました。

3カ月後の検査で腫瘍マーカーの値が平常値になったのです。

驚きを隠せなかった主治医はすぐにCT検査を行いました。明らかながんは確認されず、Lさんは「完治」の診断を受けることになりました。

「こんなことがあるのか?」と話された主治医に対し、Lさんはストレートに質問をぶつけたのです。

「わたしはこのまま生きられますか?」

主治医からは「はい、生きられます」という言葉が返ってきたそうです。

奇跡なのでしょうか?

「奇跡です」……と。

「確かに奇跡と言えるのかもしれません。ただ、わたしは奇跡と言ってほしくない。自分が納得し、できる限りのことに理詰めで取り組んだ結果なのです。抗がん剤治療をやり続けていても延命しかできないと、はっきり説明を受けていましたから、それなら動けるうちに自分に合った治療法を試してみたいと思っただけなのです。

堀田先生をはじめ、周囲の人たちの助言、妻の支えにも助けられましたが、この結果は、そんな特別なことだとは思えないのです。奇跡などではなく、絶対に大丈夫だと信じる気持ちを持っていれば、誰にでも起こるような気がしてなりません」

どのような状態になっても「きっと、大丈夫だから」と励まし続けた奥様は、今回の結果を聞いてこう笑顔で話されたそうです。

「ほら、みてごらん! 大丈夫だったでしょう?」

「標準治療で結果を得ることができなければもう打つ手はない」と思われている方がまだまだ多くいらっしゃいます。しかし、決してそうではありません。

がんの「治癒」は奇跡ではなく、誰にで

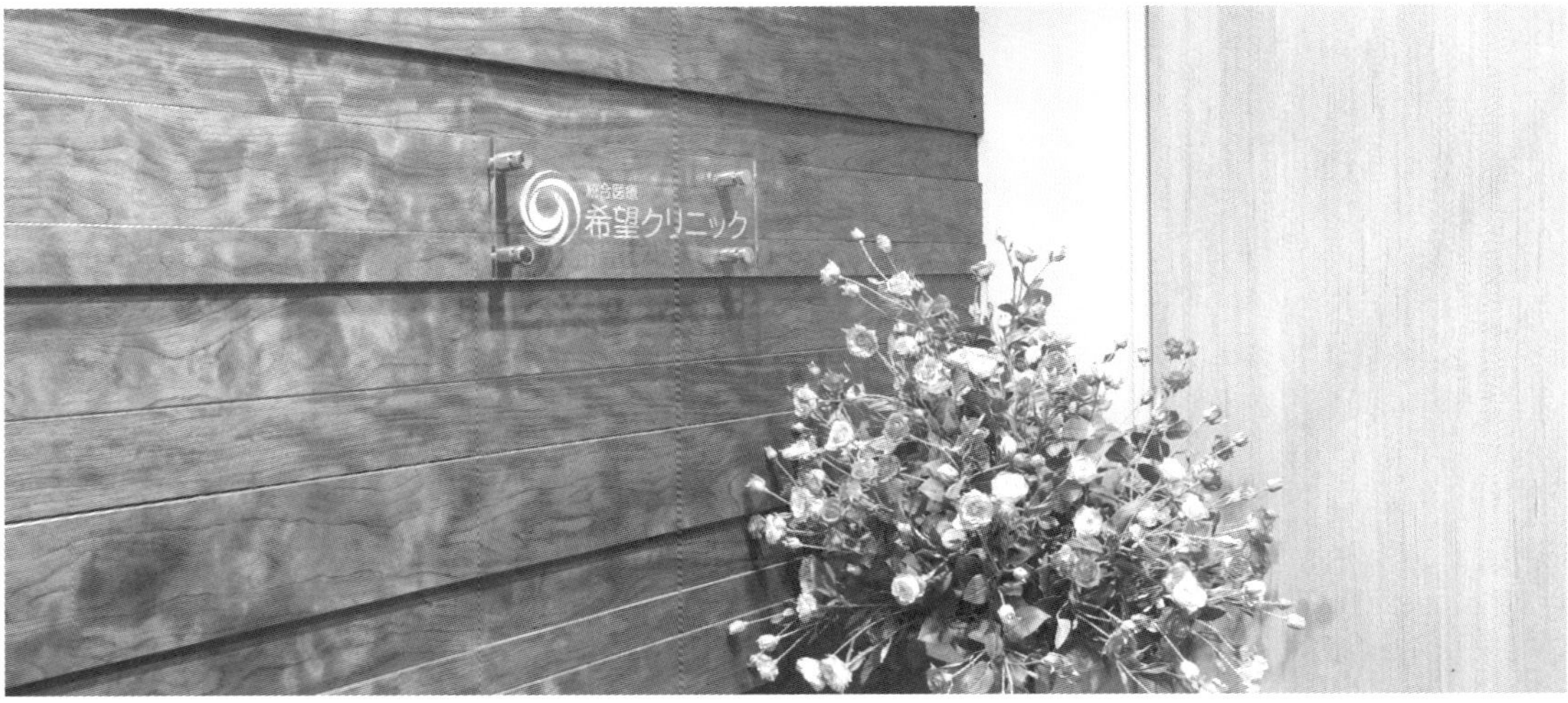

も起こり得る可能性があるのです。

■Lさんの場合

胆管がん

■希望クリニックでの治療

高濃度ビタミンC点滴療法　P85

免疫細胞療法　P80

心理セラピー　P94

鍼灸

漢方

低分子化フコイダン　P91

梅エキス　P90

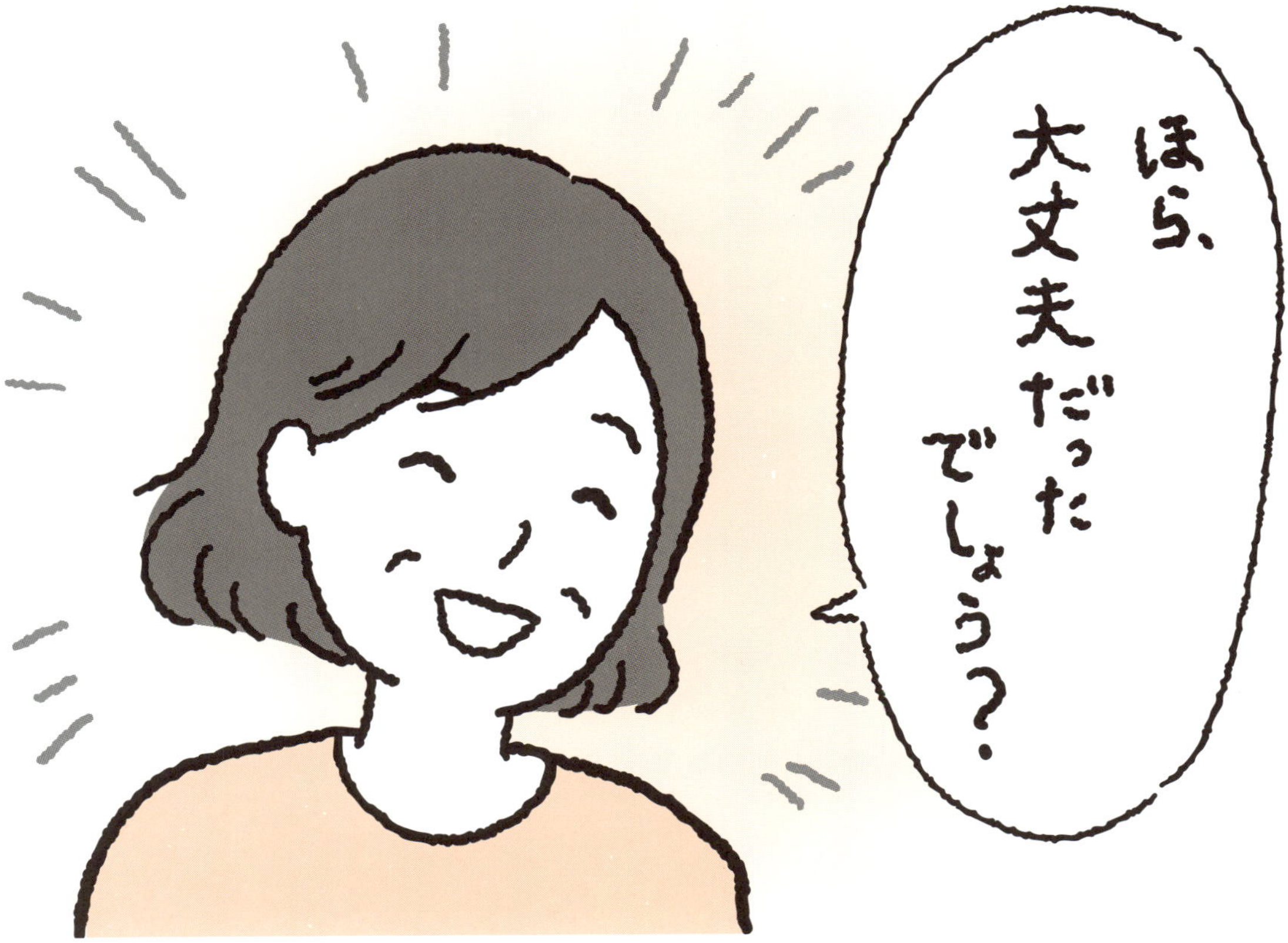

プロローグ
堀田式がん治療物語1
堀田式がん治療物語2
堀田式がん治療物語3
堀田式がん治療物語4
堀田式がん治療物語5
堀田式がん治療物語6
堀田式がん治療物語7
堀田式がん治療物語8
堀田式がん治療物語9
堀田式がん治療物語10
堀田式がん治療物語11
堀田式がん治療物語12
エピローグ

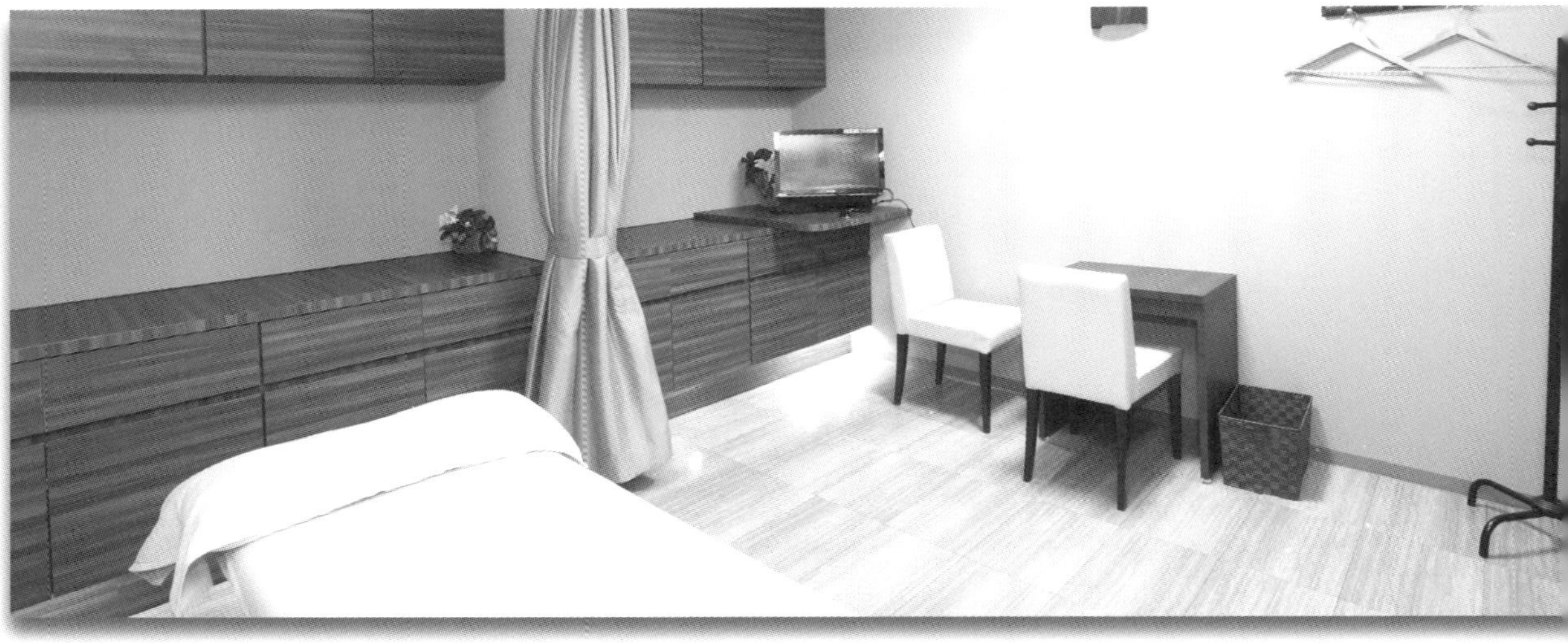

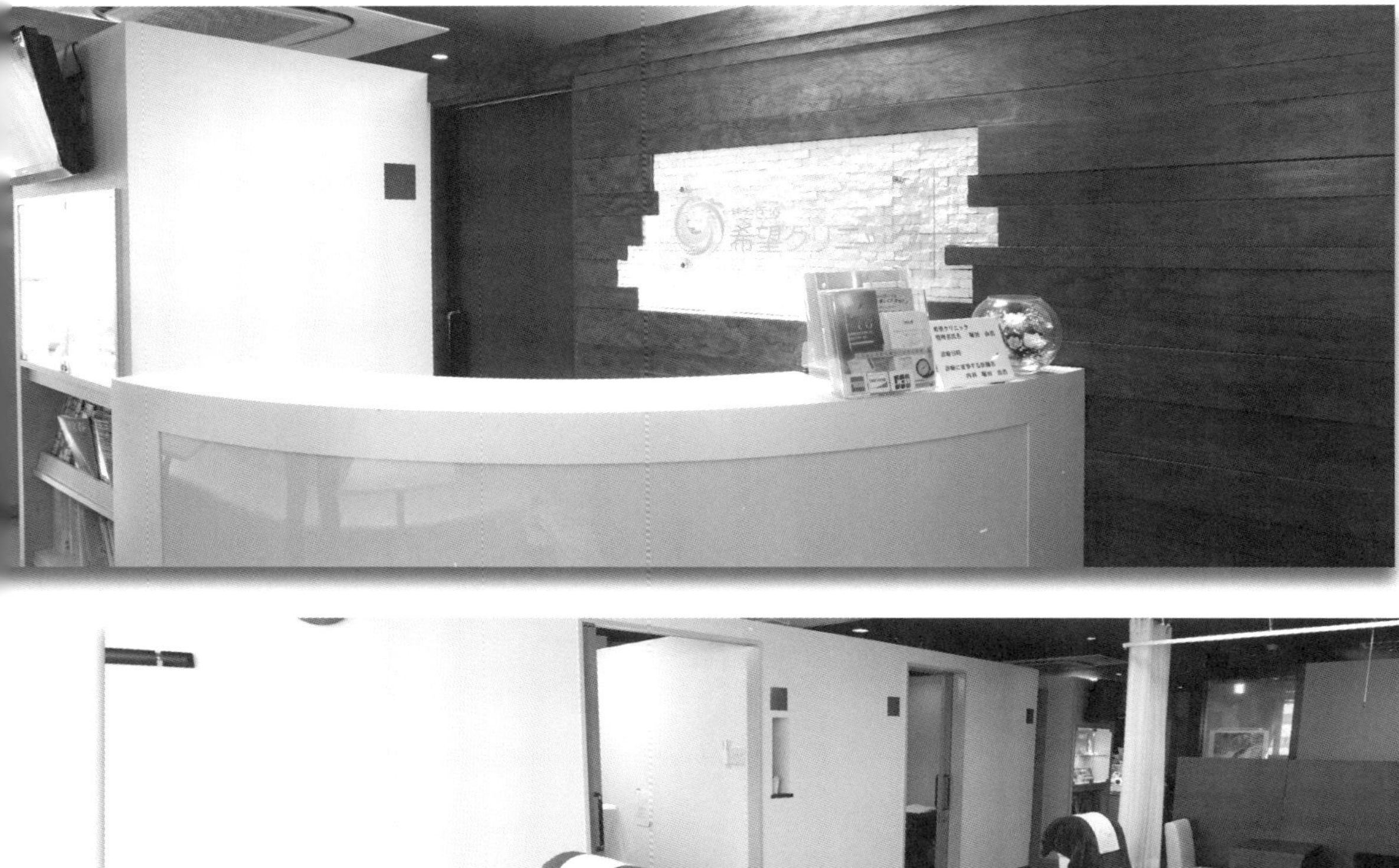

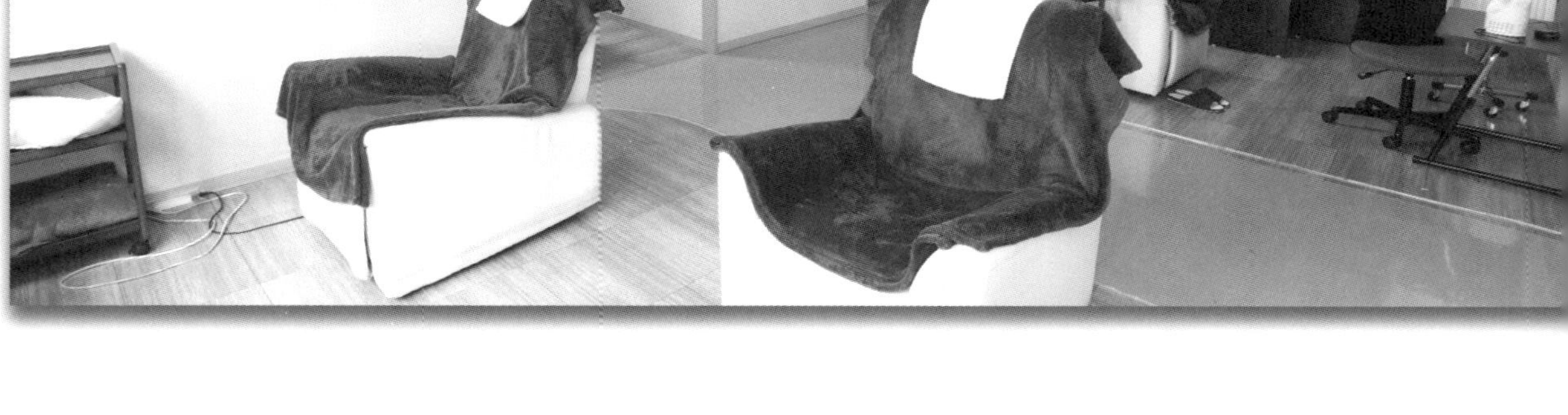

エピローグ

ようこそ 希望のがん治療

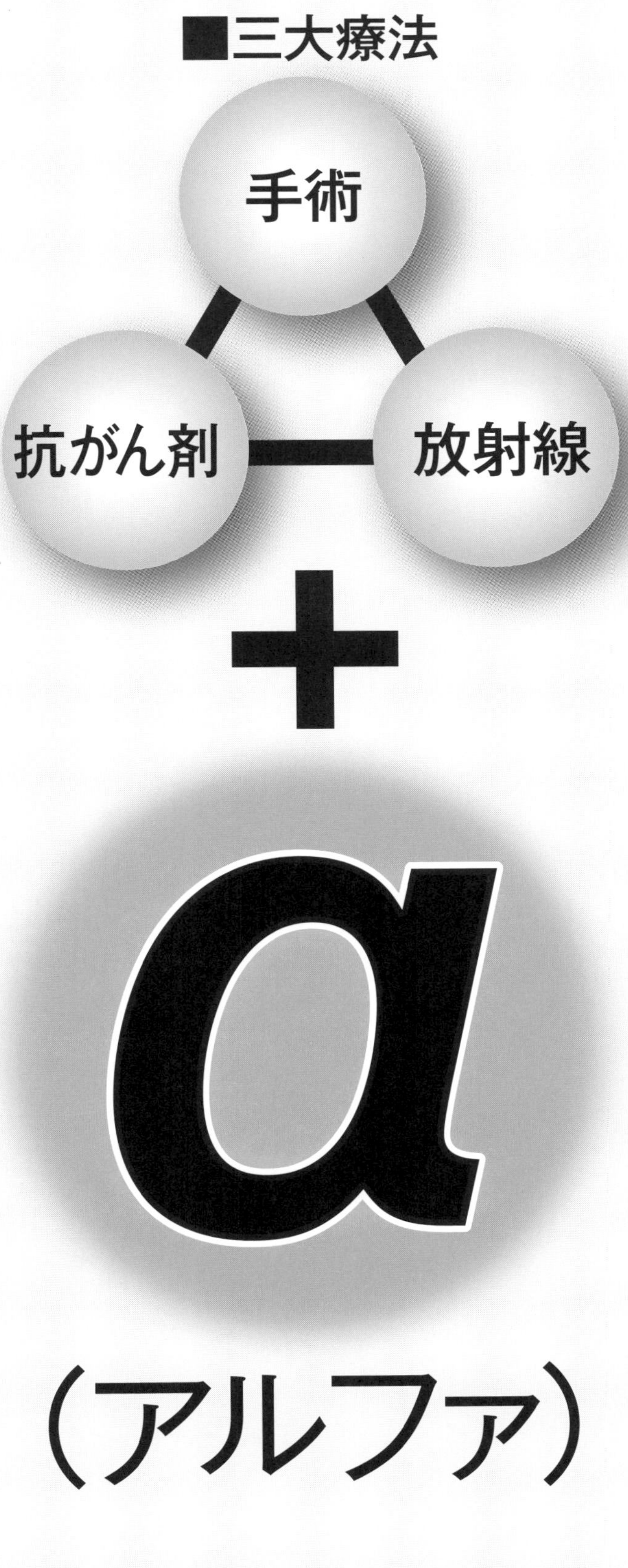

免疫とがんの関係

細胞は新陳代謝により定期的に入れ替わっています。その分裂の過程でコピーミスが起こり、1日数千個のがん細胞が生まれています。健康な時であれば、人体に本来備わっている自己免疫力、免疫細胞によって問題なく排除されているのです。

しかし、何らかの原因で免疫力が低下し、その監視をくぐり抜けるがん細胞が出てきます。それが数年~十数年かけて増殖を繰り返し「がん」として発見されるのです。1㎝大の腫瘍には約10億個のがん細胞があると言われています。**免疫細胞は、健康な時であれば1日数千個のがん細胞を排除していればよかったものが、1㎝の大きさにまで増殖すると約10億個のがん細胞に対峙することになります。免疫力が落ちている状態ではこれに打ち勝つのは非常に困難だと思います。**

日本のがん治療の現状と統合医療の考え方

日本では「2人に1人ががん」を発症し「がんになった人の3人に2人はがんで亡くなっています」。これが、西洋医学の三大療法を中心としたがん治療の現実なのです。

例えば、あなたはこれから川の対岸まで船で渡らなければいけない状況だったとします。今、自分の目の前にある船では「3隻に1隻」しか向こう岸にたどり着けないかもしれない、2隻はたどり着くことなく沈んでしまうのです。

そのことがわかっているにもかかわらず、あえて目の前にある船だけにこだわり、乗ってもいいのでしょうか?

少し周りを見渡せば「もっといい船」があるかもしれない。少し遠回りで、時間はかかるけれどひょっとしたら歩いて渡ることができる「橋」が架かっているかもしれないのに……。

その昔、大流行した「結核」は医療の進歩に伴い激減しました。では、がんについてはどうでしょう? これだけ早期発見の技術が向上している現在でも、増加の傾向

■三大療法

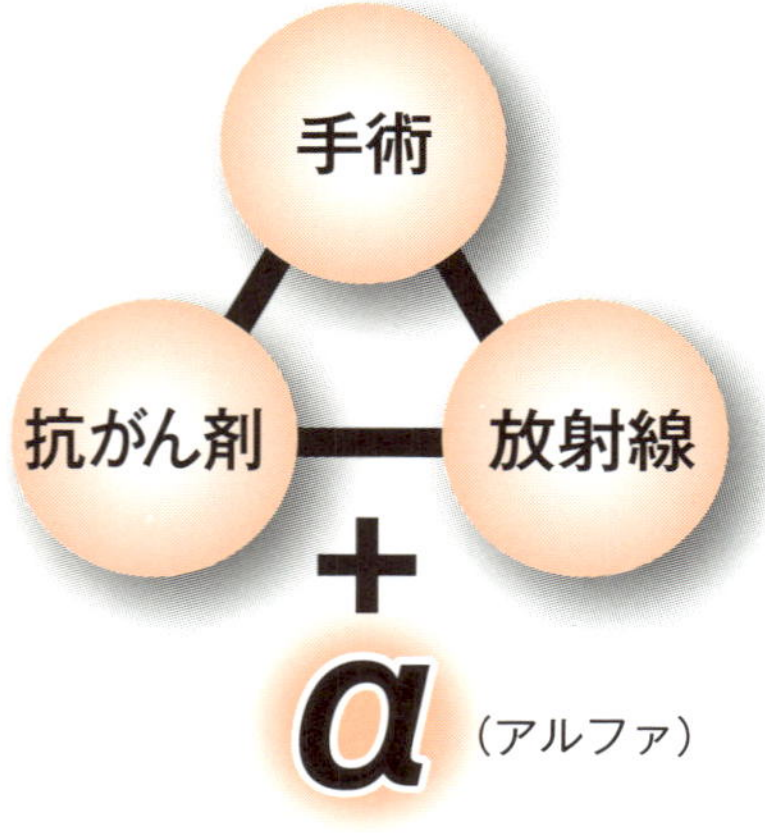

に歯止めがかかる様子は一向にありません。三大療法、西洋医学で受けられる恩恵は、しっかりと享受しながらがんと向き合う。他の治療法を柔軟に取り入れ、組み合わせることで、より「治る確率」を高めていく。

　これが「統合医療」の考え方です。

　その上で「自己治癒力」の向上を目指して免疫力を高め、生活習慣、食習慣を改善していく。これは、もはや当然のことではないでしょうか。**がんの治癒・克服するために治療法を限定しなければならない理由など存在しないのです。自身と自分の周りを冷静に見つめ、判断していくことがとても大切であり重要なことなのです。**

心の大切さを教えてくれる　あと2つの物語

「あなたのがんは、西洋医学でしっかり治療しないと治らない」と、医師からはっきりと言われた乳がんステージ4の女性がいます。西洋医学や免疫細胞療法、食事療法、心理セラピーなどそれぞれの治療法と利点や欠点をお伝えし、選択されたのは「高濃度ビタミンC点滴療法」です。また、当時は緊張から笑顔が少なく、がんであることにとても落ち込んでいたため「笑いヨガ」をおすすめしました。

　診察時には、日常あった楽しいことを話題にしながら、1年6カ月を迎えた頃には笑いながら診察室に入ってみえるようになりました。

　ご本人は、**「1年6カ月が経過した時か**

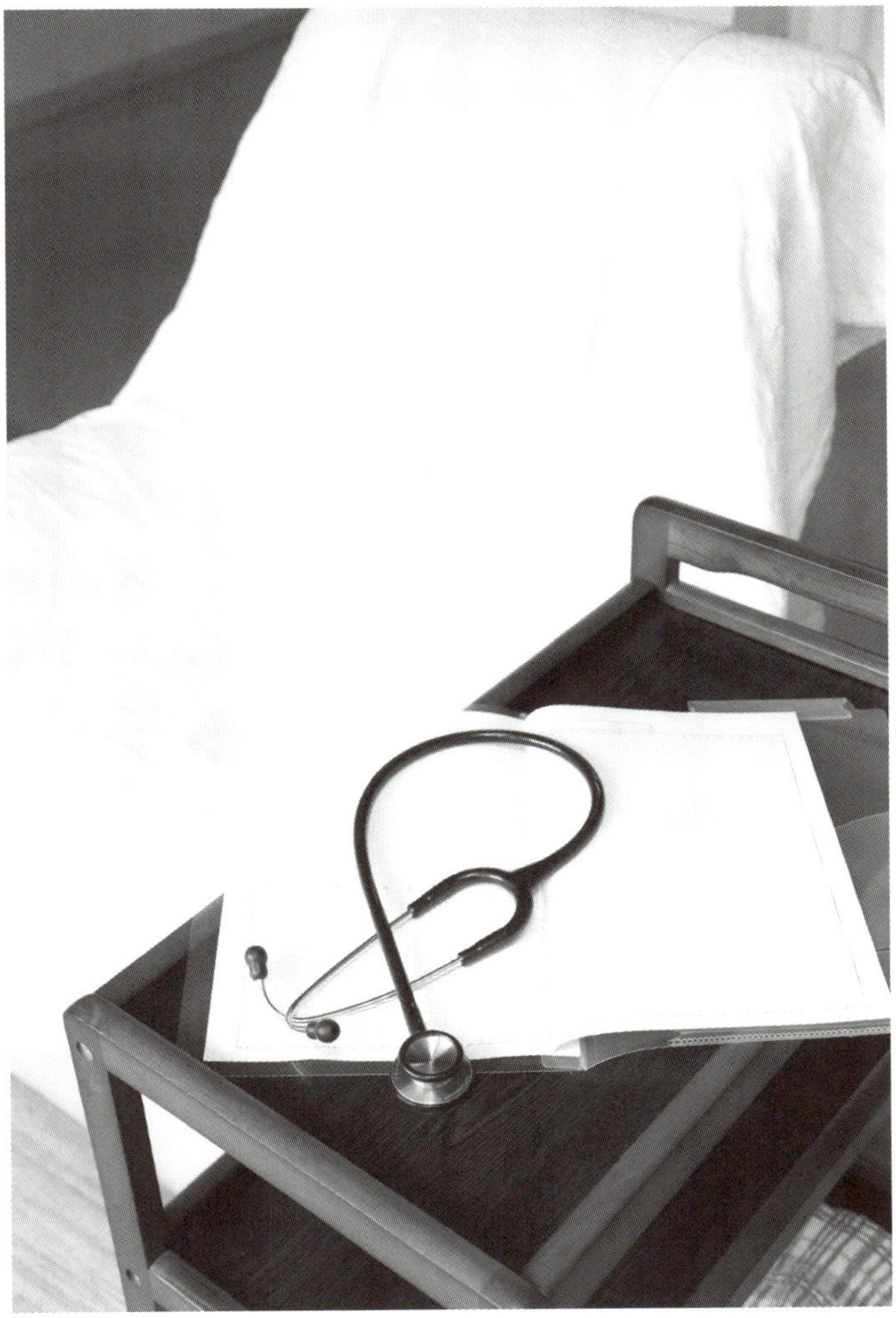

ら、6カ月連続して腫瘍マーカーが下がり、自分でもこれで大丈夫だと思えました。日常生活には全く問題なく、元気になっている自分に気づいたのです。笑うって本当に素晴らしい！　5年経った今、がんが完全に消えたわけではありませんが、周りの方や出会った方からは、とても若く見えますね、と言われているんですよ」と話してくださいました。

もう一人は、前立腺がんステージ4の緩和ケアを受けていた会社経営者だった男性です。余命宣告を受けたことから、会社を譲渡され、最後の思い出にハワイ旅行を計画されました。

2週間ゆったりと過ごしたハワイ旅行中に、不思議と痛みが治まり、日本へ戻ってしばらくして、体調がとても良いので検査をしたら「がんが無くなっていた」ということです。**「がんになり会社を譲って、がんの原因だったストレスがなくなったことが、治った理由なのかもしれません」**

この2例はもちろん特別なケースでしょう。しかし、その事実から何かを学ばなければならないとわたしは思います。確かに誰にでも当てはまる例ではありません。

一般的に、乳がんステージ4の女性が、毎日笑って暮らしても症状が悪くなることの方が多く、会社経営者ががんになったため会社を譲渡し、ハワイへ行ったところで、がんが治ることは少ないでしょう。

つまり、他の治った人の単なるまねだけでは、ご本人の原因を解決することにはならないのです。その人には、その人なりのがんの原因があるのです。

東洋的な医療の原理原則として、原因を解決しない疾病は再発し、再発させないためには原因を根本的に解決するしかないと言われています。

この2例、そして、これまでの12の希望の物語からも言えるだろうことが書籍で発表されています。

- **抜本的に食事を変える**
- **治療法は自分で決める**
- **直観に従う**
- **ハーブとサプリメントの力を借りる**
- **抑圧された感情を解き放つ**
- **より前向きに生きる**
- **周囲の人の支えを受け入れる**
- **自分の魂と深くつながる**
- **「どうしても生きたい理由」を持つ**

この九項目に順位はありません。人によって重点の置き方が異なるものの、インタビューで言及される頻度は、どれも同じ程度でした。わたしが話を聞いた劇的寛解の経験者はほぼ全員が、程度の差はあれ九項目ほぼすべてを実践していたのです。

以上

『がんが自然に治る生き方』
ケリー・ターナー 著
長田美穂 訳「はじめに」より引用
2014年11月　プレジデント社発行

「1000例の劇的な寛解《かんかい》について記された医学論文」の分析と「100人以上のがんを治癒した方」にインタビューし、そのほぼすべての方に共通していた九つの項目。その部分を書籍からの引用でご紹介させていただきます。

この書籍は「自己治癒力をオンにする食べ物、治療法、生きる姿勢とは?」と問い掛ける非常に素晴らしい一冊です。機会がありましたら、是非お読みいただければと思います。

日本とアメリカでは健康保険制度の大きな違いもあり、すべてが同じ条件ではないと思いますが、とても参考になる書籍です。

「がん治療　希望の物語」次の主人公はあなた

本書の執筆に際して物語という名の体験談を提供してくださった皆様へ、ここで大きな感謝の意をお伝えしたいと思います。

がんを宣告された瞬間、目の前が真っ暗になったことでしょう。自分の母親より先に亡くなってしまうのだろうかと思い悩んだ方、大好きな仕事と職場を離れることを余儀なくされた方、様々なお話がありました。

皆様が共通して口にしてくださったことがあります。

「もし、自分の体験が『がん』でショックを受けている方や治療で悩んでいる方、ご家族に、何かお役に立つことがあれば」

皆様が同じ想いで今回協力をしてくださいました。あらためて話をお聞きできたことは、医師としてとても貴重な経験となりました。わたしはとても小さなサポートしかできませんが、この本を読んでくださった方へ何かが伝われば幸いです。

皆様、本当にありがとうございました。

これまでのわたしと関わってくださった患者様とご家族の皆様へ、そしてすべての関係者様へ重ねて感謝申し上げます。

最後に、この本をお読みくださった方へ心から御礼を申し上げます。

がんは確かに難治性の病気です。「必ず治ります」とは誰にも言えません。けれど「絶対に治らない」とは医師にも誰にも言えないのです。

これまで多くの完治、治癒が現実に起きています。次の「物語」の主人公になってくだされば、こんなうれしいことはありません。

それは、奇跡ではなく「希望」という名でわたしたちの目の前で大きな手を広げて待ってくれています。

2017年8月

堀田 由浩

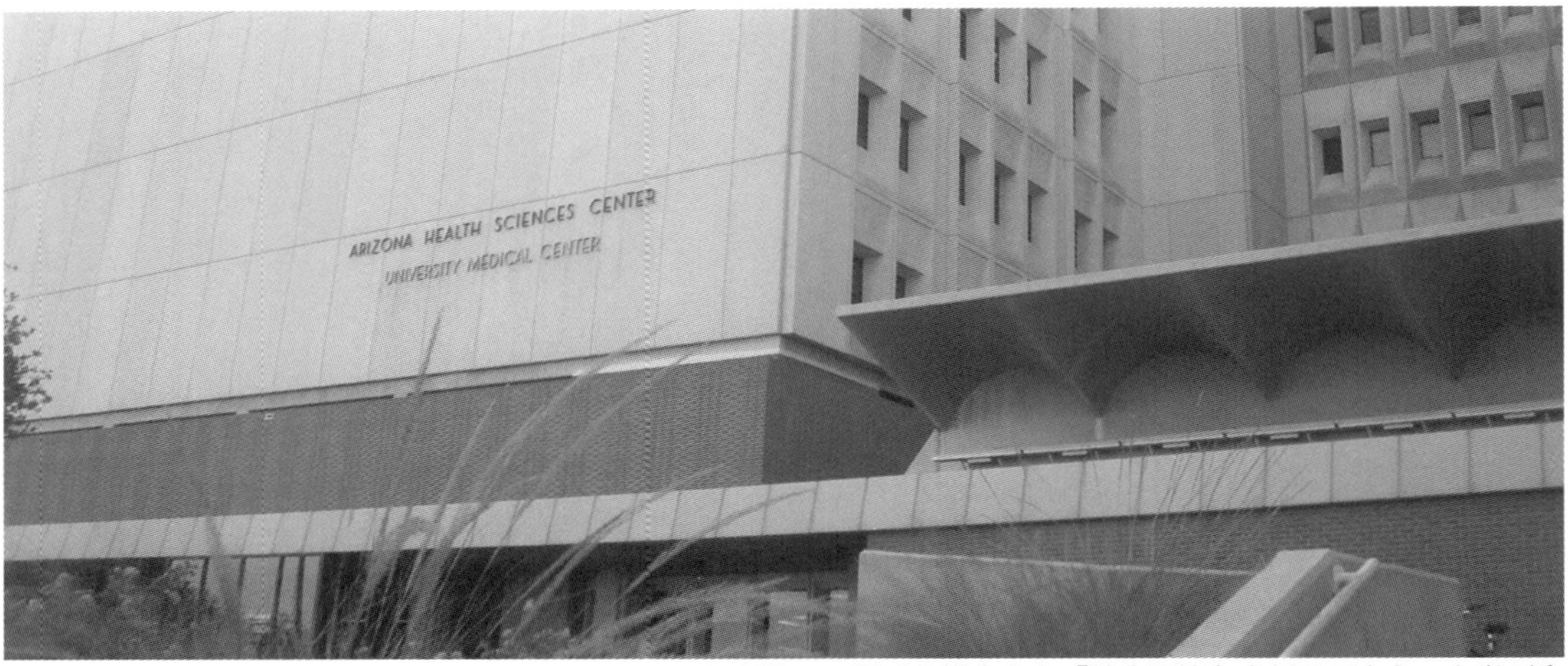

アンドルー・ワイル博士から「統合医療」を伝えてもらった学び舎

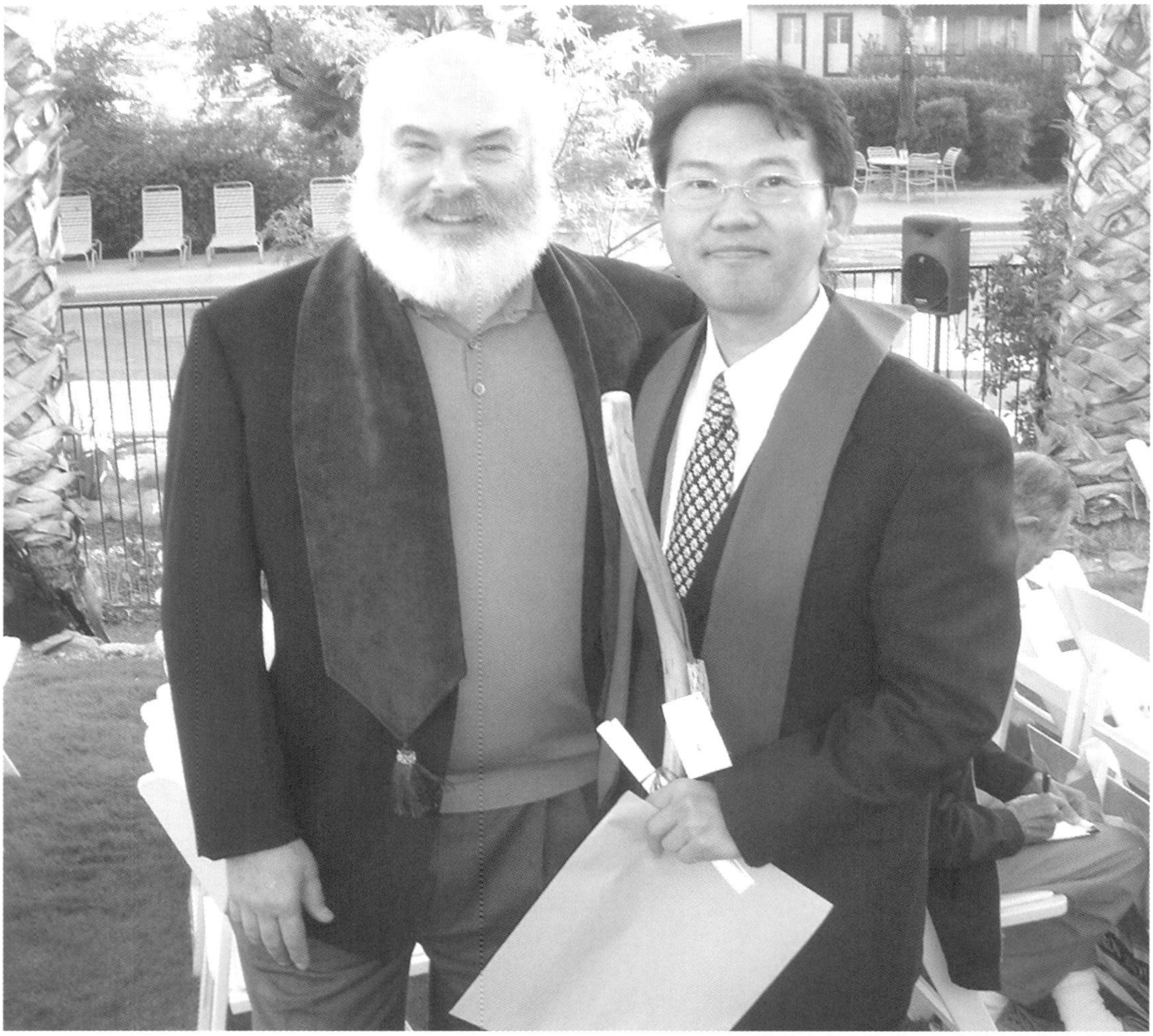

患者さんをサポートすると決意した日

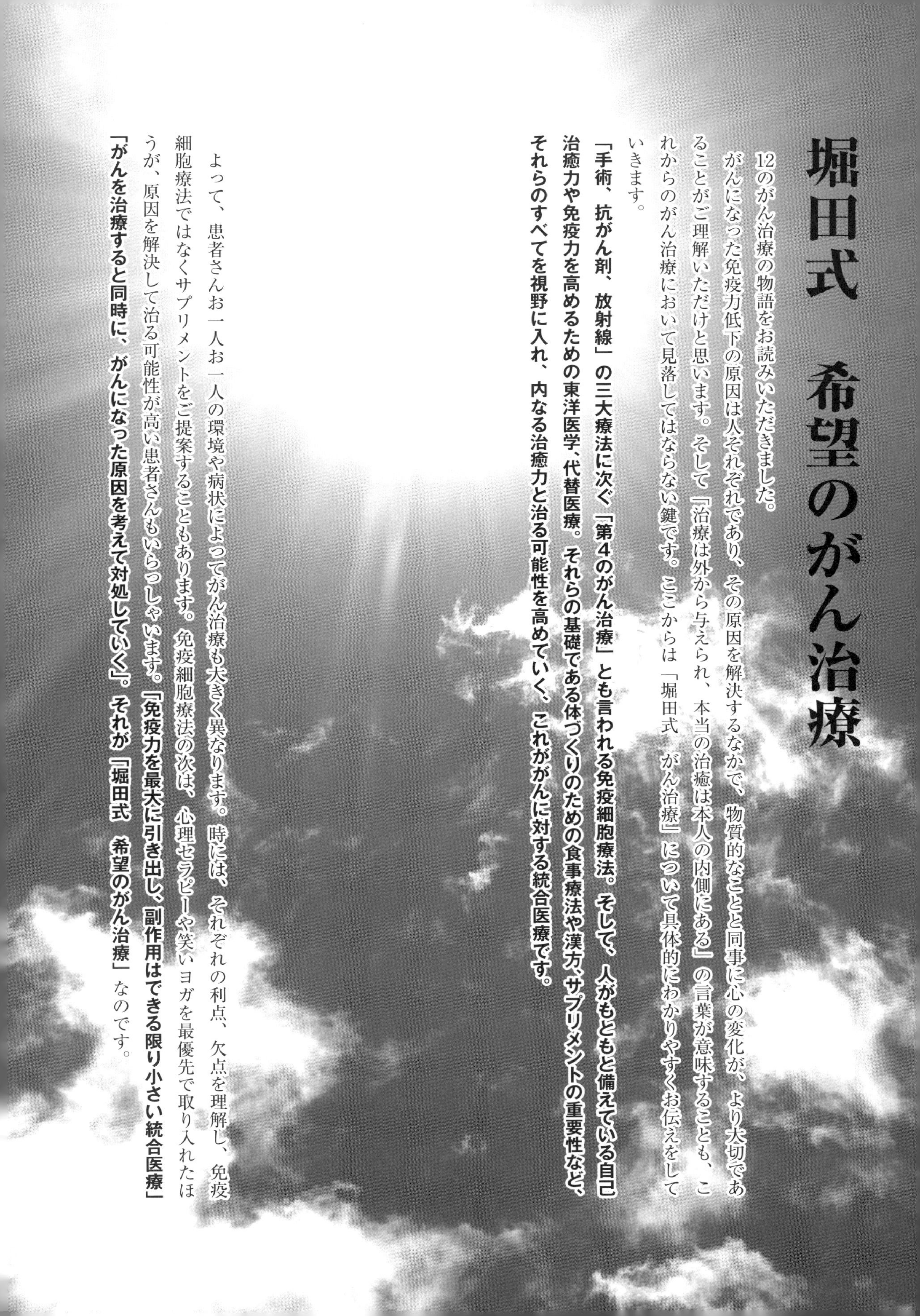

堀田式　希望のがん治療

12のがん治療の物語をお読みいただきました。

がんになった免疫力低下の原因は人それぞれであり、その原因を解決するなかで、物質的なことと同事に心の変化が、より大切であることがご理解いただけたと思います。そして『治療は外から与えられ、本当の治癒は本人の内側にある』の言葉が意味することも、これからのがん治療において見落としてはならない鍵です。ここからは「堀田式　がん治療」について具体的にわかりやすくお伝えをしていきます。

「手術、抗がん剤、放射線」の三大療法に次ぐ「第４のがん治療」とも言われる免疫細胞療法。そして、人がもともと備えている自己治癒力や免疫力を高めるための東洋医学、代替医療。それらの基礎である体づくりのための食事療法や漢方、サプリメントの重要性など、それらのすべてを視野に入れ、内なる治癒力と治る可能性を高めていく、これががんに対する統合医療です。

よって、患者さんお一人お一人の環境や病状によってがん治療も大きく異なります。時には、それぞれの利点、欠点を理解し、免疫細胞療法ではなくサプリメントをご提案することもあります。免疫細胞療法の次は、心理セラピーや笑いヨガを最優先で取り入れたほうが、原因を解決して治る可能性が高い患者さんもいらっしゃいます。**「免疫力を最大に引き出し、副作用はできる限り小さい統合医療」「がんを治療すると同時に、がんになった原因を考えて対処していく」。それが『堀田式　希望のがん治療』**なのです。

免疫細胞療法

がん治療の三大療法「手術」「放射線療法」「化学療法（抗がん剤）」は、医学の大きな発展とともに、それぞれの治療も大きな進歩を遂げています。ニボルマブやペムブロリズマブなどの、特に免疫チェックポイント阻害薬は、免疫細胞とがん細胞の関係性を変えるなど、全く新しい仕組みです。しかしながら、まだまだ副作用をはじめとする苦しみを伴うことも少なくありません。そこで近年「免疫細胞療法」が大きな注目を集めています。

人の体の中では、誰でも毎日数千個のがん細胞が発生していると考えられています。しかし、がん細胞を攻撃する免疫細胞も存在しているため、直ちに、がんという病気になることはありません。ですが、遺伝やストレスなど多種多様の理由で、がんとなった細胞が生き残ってしまう場合があります。その細胞が時間をかけて増殖を繰り返し、がんという病気になるわけです。

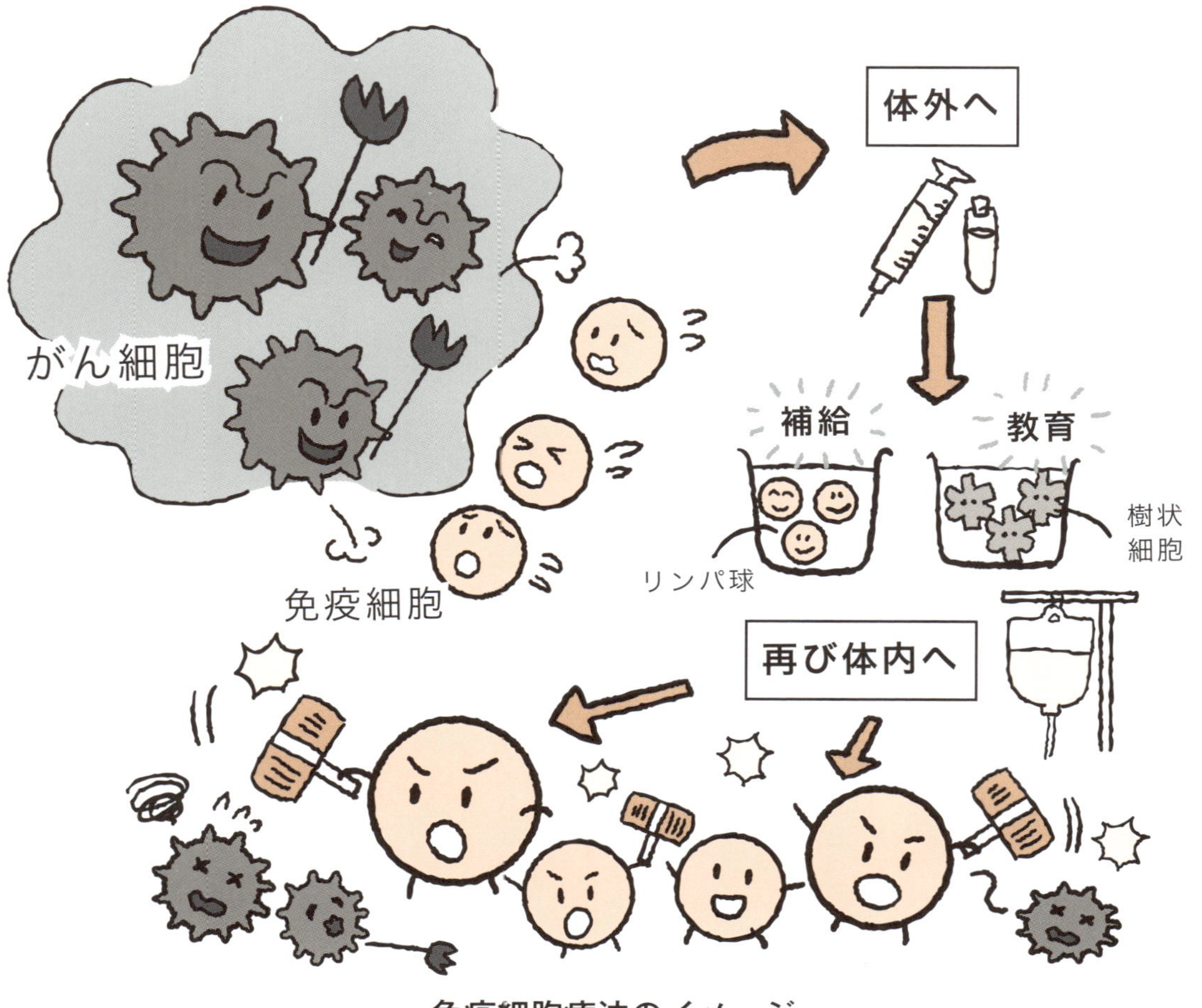

免疫細胞療法のイメージ

つまり、どんな早期発見であっても、5〜10年の間にがんが育ってしまうような免疫力低下状態があるわけです。免疫力が低下し、発がん物質やがん細胞の栄養になるような食生活を続けていると、病としてのがんを発症することになります。

それならば、**人工的に免疫細胞を増やして、その働きを強化すれば、がん細胞を抑え込めるのではないか。これが「免疫細胞療法」の考え方です。具体的には、患者さんご自身の血液から免疫細胞を取り出して活性化させ数を増やします。がん細胞を攻撃するリンパ球を補給し、がん細胞の特徴をリンパ球に教育する樹状細胞をその患者さんの体へ再び戻す方法です。**

このように、もともと患者さん自身の体の中にあった細胞を活用するので、微熱や倦怠感（だるさ）などを除き、免疫細胞療法による副作用はほとんどありません。言い換えれば**「もともと自分の中にある治ろうとする力」**を活用する方法とも言えます。

当クリニックでは、患者様の病名・病状、症状を考慮し、複数の免疫細胞療法の中から適切な方法を組み合わせた「オーダーメ

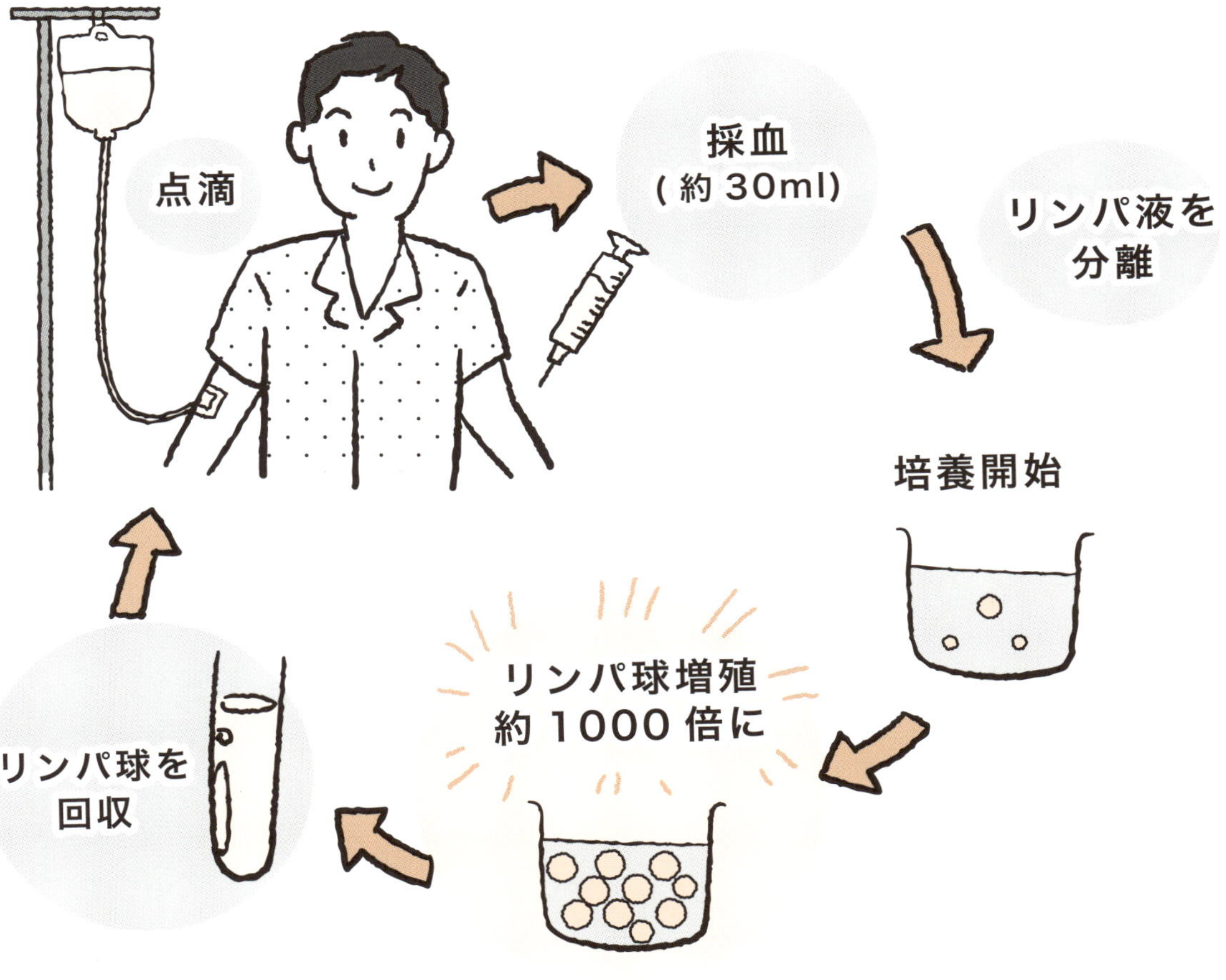

免疫細胞療法のイメージ

イド医療」を提案しております。そのため現在、複数の免疫細胞培養施設と提携し、多数の免疫細胞療法からの選択が可能となっています。

では、そのひとつひとつの免疫細胞療法について、わかりやすくご説明していきましょう。

■活性化自己リンパ球療法

がん細胞を攻撃する免疫細胞の中心は、白血球の中のT細胞と呼ばれるリンパ球です。このT細胞を、いったん、体の外に取り出して、数を増やし、攻撃力を強めて再び体に戻す免疫細胞療法です。

体内の免疫機能の活性化を手助けするヘルパーT細胞も投与されますので、患者さんの免疫力の底上げが期待できます。これにより、日々の生活の質が改善され、また抗がん剤や放射線治療との併用では、効果を高めたり、副作用を軽減したり、といった効果もあります。1回の採血が30～60mlで、1回の採血で2～6回程度の治療ができます。

手術や抗がん剤、放射線治療前の体力がある時に採血し、各治療の影響で自己免疫力が低下している時に体に戻すことで、免疫力を補充しがん細胞への攻撃を助けます。

効果については臨床試験を実施し、有効性の確認が行われています。

この結果は、英国医学雑誌「THE LANCET」※に掲載され、世界の医学会にて認められました。

※医学論文ザ・ランセット（英文）
Tadatoshi Takayama, Teruaki Sekine, et al Adoptive immunotherapy to lower postsurgical recurrence rates of hepatocellular carcinoma: a randomized trial. Lancet 2000; 802-07

■リンパ球のデータをもらいましょう！

がんを「攻撃」できるのは、「リンパ球」だけです。リンパ球のデータを医師からいただくとすぐに「体の中のリンパ球のおよその数」がわかります。がん治療をする点から考えると、リンパ球の基準は「2000」以上が理想です。個人差はありますが、少なくても1500以上あると良いでしょう。データ表ではこの時「2・0」と表示されます。この数値が1・0に届かない場合は注意する必要があります。1・0以下に下がっていると免疫力も相当低下していると考えられます。いわば、リンパ球貧血状態なので、自己のリンパ球を増加させ、この状態から脱してがんを攻撃する力を戻す。これがリンパ球の免疫細胞療法です。

■BAK療法

BAK療法で培養されるのはNK細胞とγδT（ガンマデルタT）細胞で、正常細胞を認識し、それ以外のがん細胞を攻撃します。通常、樹状細胞やCTL（細胞傷害性）Tリンパ球は、リンパ球ががんの目印を見つけるとその目印を目標として攻撃を開始します。そのため、がん細胞が目印を隠してしまうと目標が定まりません。ようするに、リンパ球ががん細胞を見過ごしてしまい、攻撃できなくなるわけです。

その点を解決するため、**BAK療法のリンパ球は、がんの目印ではなく「正常細胞の目印を確認することによって、がん細胞**

との違いを判断」して直ちに攻撃します。言い換えれば「正常細胞以外はすべて攻撃対象とする」二つの細胞（NK細胞とγδT細胞）を優先的に培養する療法です。

■特殊型リンパ球療法

基本的なリンパ球（NK細胞、NKT細胞、キラーT細胞、ヘルパーT細胞）のバランスを整え、特にNK細胞とキラーT細胞が多くなるように増殖させて、がん細胞への攻撃力をより強化する免疫細胞療法です。また、がん細胞を攻撃する酵素（パーフォリン・グランザイム）が増える処理を行うことで効果を高めることも期待できます。「強い抗がん作用を必要とする」「抗がん剤の効き目が悪くなっている」「放射線では根治が難しいとされている」場合などに適しています。

他の免疫細胞療法では、なかなか効果が出せない骨転移に対する治療へも対応しています。

■超特異的リンパ球群連射療法

一刻も早く腫瘍の縮小を希望される場合

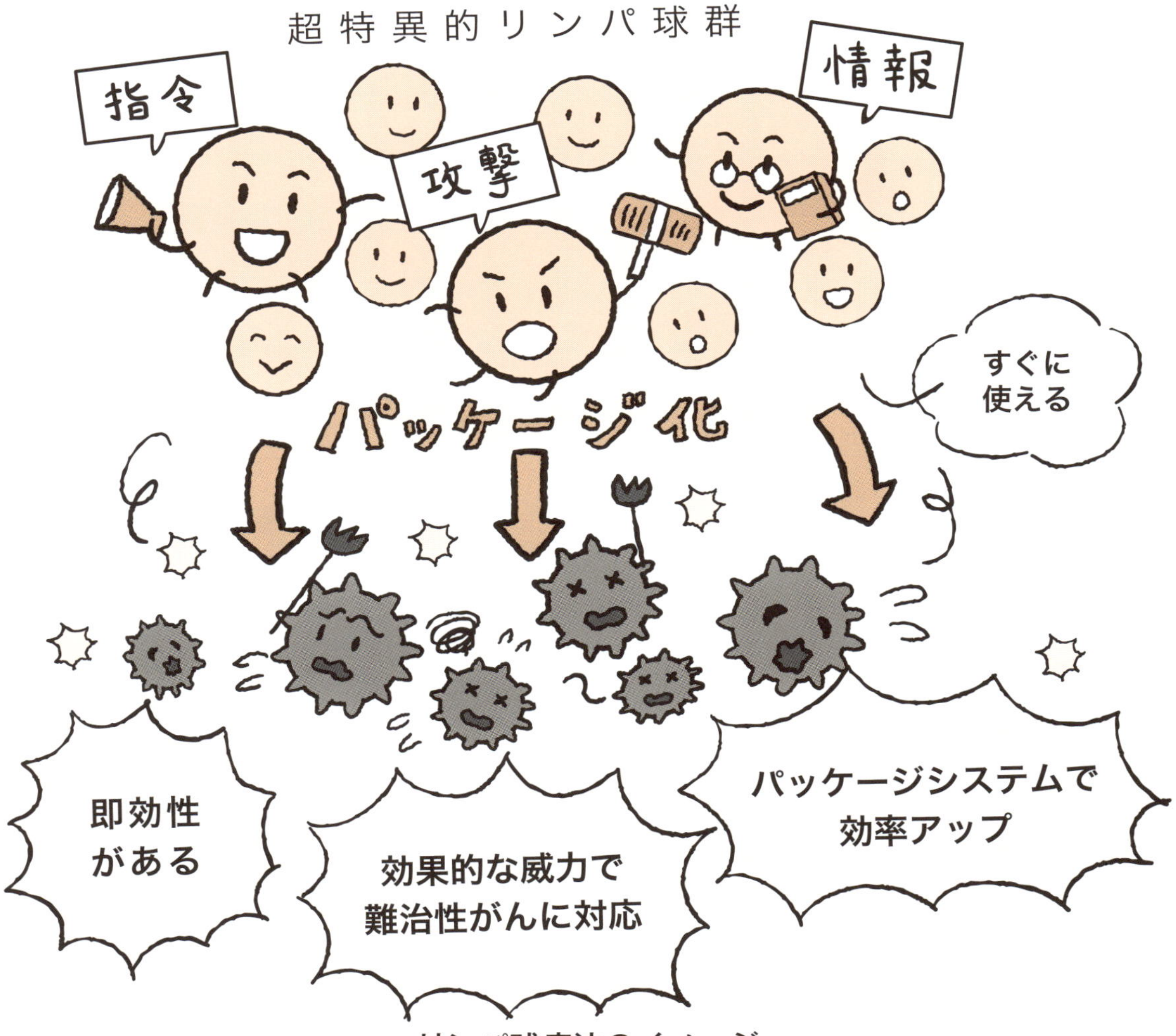

リンパ球療法のイメージ

や、2〜3カ月の治療効果評価が待てない状況にある場合に、樹状細胞療法とセットで行うことで高い効果が期待できる治療法です。

基本的なリンパ球群（NK細胞、NKT細胞、キラーT細胞、ヘルパーT細胞）のバランスを整えることにより、がんの目印を隠しているがん細胞に対して攻撃を行うリンパ球（A群）と、樹状細胞に3〜6種のがんの目印を覚えさせ（活性化分子樹状細胞療法）、その目印に向かって攻撃をする特異的リンパ球（CTL）（B群）が、それぞれ効果を発揮できるようプログラムされています。

A群、B群の多系統のリンパ球を大量に培養することで、強力で劇的な免疫力の強化が期待できます。

■樹状細胞療法

白血球の一種である樹状細胞は、免疫細胞の司令塔として、リンパ球であるT細胞へ「これは、がん細胞であるという目印」を伝えます。樹状細胞からがん細胞の目印を伝えられたT細胞は、その目印を持った

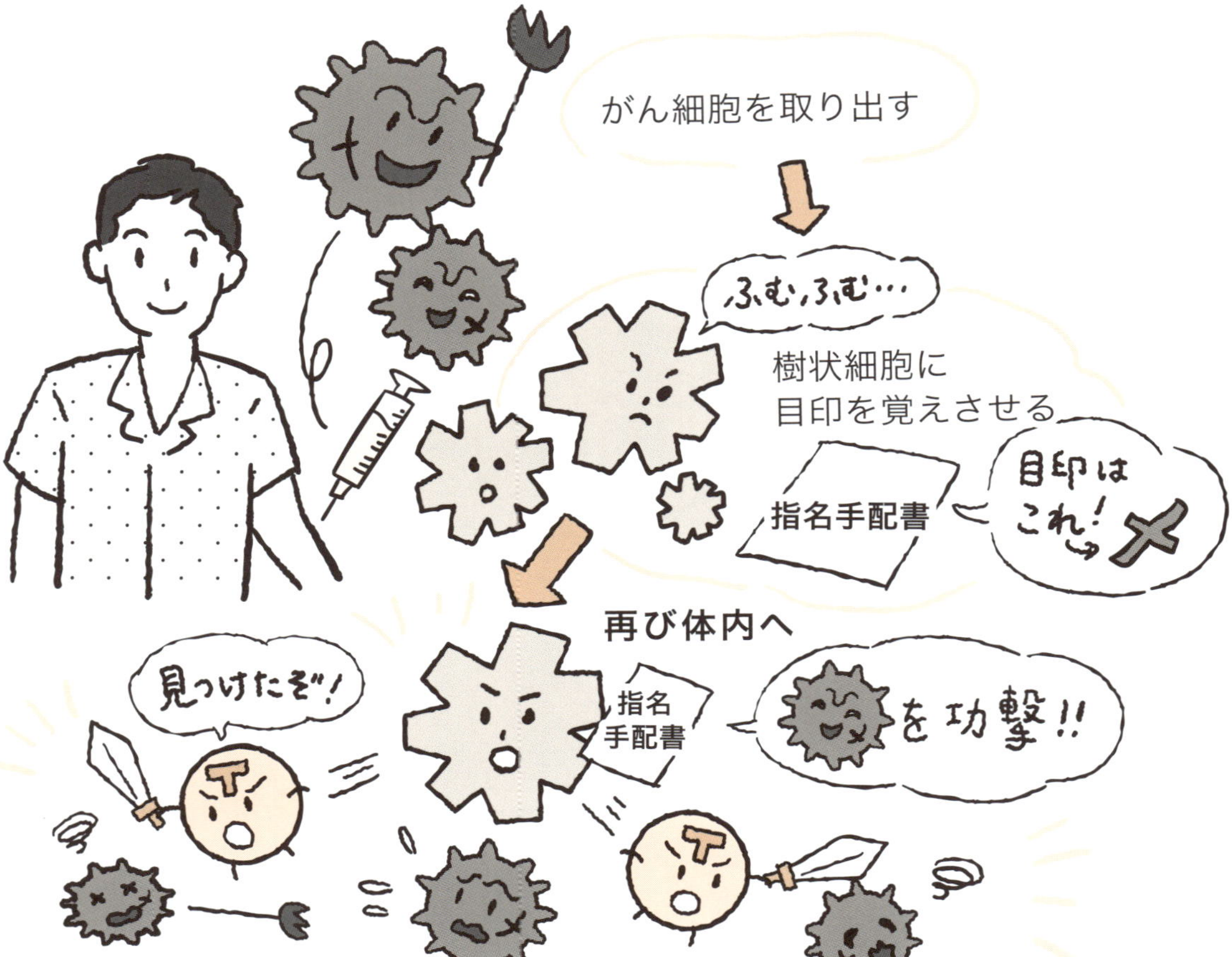

樹状細胞療法のイメージ

がん細胞を攻撃するようになります。いわば、樹状細胞から受け取った「がん悪性腫瘍の指名手配書」を持って、T細胞がパトロールをしてくれるわけです。**この樹状細胞をいったん体の外に取り出し、人工的にがん細胞の目印を取り込ませ、再び体に戻す、これが樹状細胞療法です。**樹状細胞にがん細胞の特徴を取り込ませるために、患者さん自身のがん組織や、人工的につくられたがん抗原を使用します。この**「がん細胞を攻撃するよう、リンパ球に教育」する樹状細胞を増やせば、がん細胞を攻撃する細胞が数倍から数十倍多くなる可能性も出てくるのです。**

「樹状細胞」は、ラルフ・スタイマン博士の研究により、２０１１年にノーベル医学生理学賞を受賞している大きな可能性を秘めた治療法です。しかし、T細胞が樹状細胞から受け取った「がんの目印（指名手配書）」と「体内にいるがん細胞が一致」しなければ全く効果が期待できないため、樹状細胞療法では、がんの目印である抗原選びが鍵となります。長年の臨床研究で明らかになった、最も多くのがんに認められるがんの目印であるWT-1をはじめ、患者さんそれぞれの腫瘍マーカー（CEA、CA19-9、PSA、CA125、HER2等）や、難治性のがんの原因となっているがん幹細胞（がんの親玉である細胞）に目標を定めるなど、治療目的に応じて目標を選ぶことが重要です。

高濃度ビタミンC点滴療法

【歴史】

今、多くの医師が注目している治療法のひとつが、高濃度ビタミンC点滴療法です。この治療法は「高濃度のビタミンCを点滴することによって体内へ取り込む治療法」です。がんに対しての治療効果が期待でき、かつ、副作用がほとんどなく、さらにビタミンCの作用により生活の質の向上もできる、として実際にアメリカでは多くの医師、患者さんがこの治療法を選択しています。

すでに30年を超える歴史を持つこの治療法は、アメリカにあるリオルダンクリニック創設者ヒュー・リオルダン医師の研究から始まりました。彼は情熱を持ってビタミンC点滴の研究を行い、この治療法を確立しました。その流れをくむ**医師たちが２００５年米国科学アカデミー紀要《きよう》へ「高濃度のビタミンCはがん細胞を殺す」という論文を発表しました。**これがきっかけとなり、２００９年にはアメリカで「第一回高濃度ビタミンC点滴療法とがん治療シンポジウム」が開催されるなど、大きな注目を集めることとなりました。この治療法の生みの親であるリオルダンクリニックでは、現在も世界最先端の研究が続けられています。

【作用機序】

まず、高濃度に調整されたビタミンCを体内へ点滴します。高濃度のビタミンCはがん細胞の内部で大量の過酸化水素を発生させます。それががん細胞を破壊します。ビタミンCが素晴らしいのは、がん細胞だけを攻撃することです。正常細胞はカタラーゼという酵素を持っていて、過酸化水素

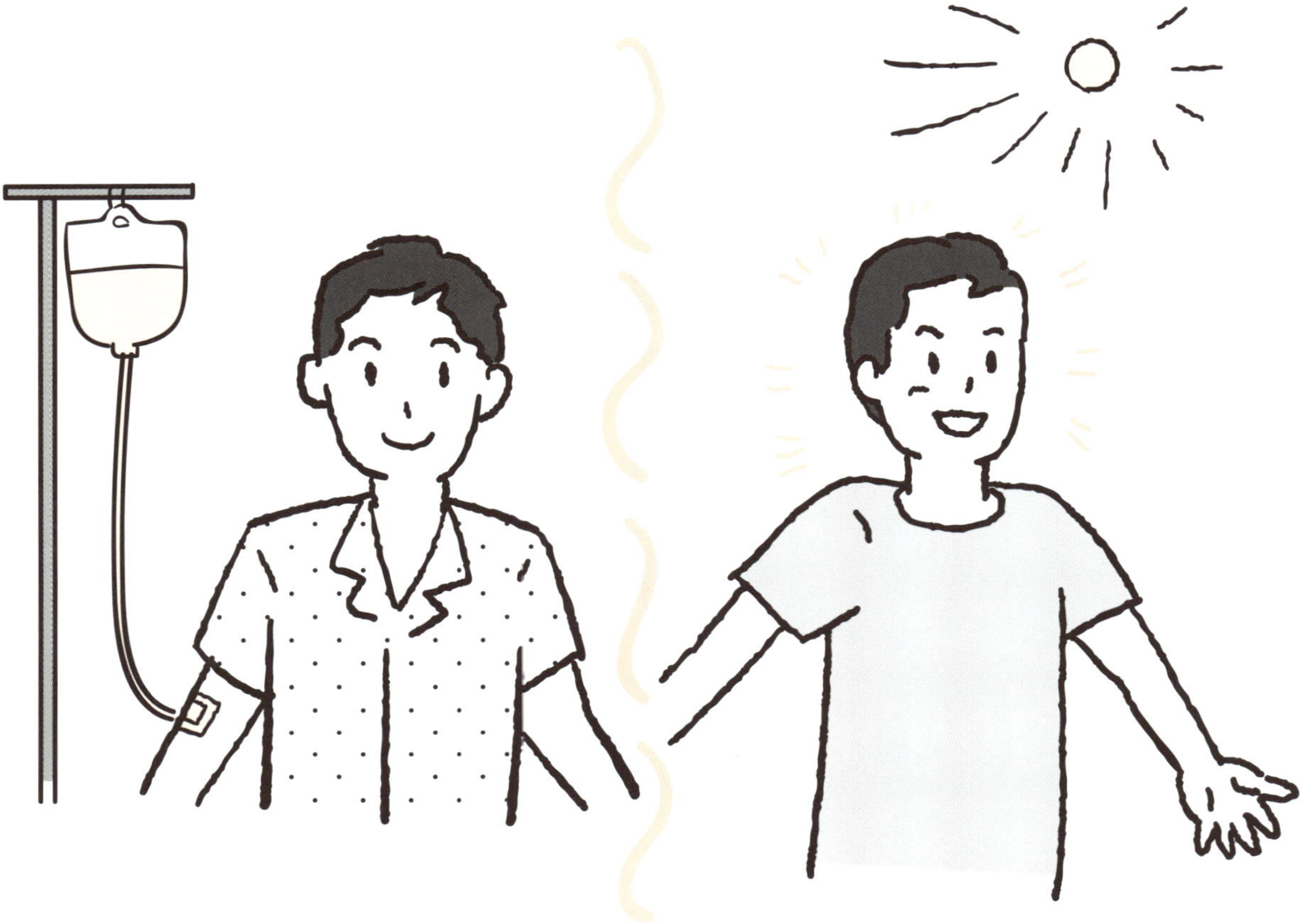

高濃度ビタミンＣ点滴療法のイメージ

を分解できるため、ダメージを受けることはありません。一方、がん細胞はこうした機能を持っていないので、分解することができずに死んでしまうのです。

こうして正常細胞にはダメージを与えず、がん細胞だけにアタックする。この点において高濃度ビタミンＣ点滴療法の優位性があります。

ビタミンＣはミトコンドリアの機能を正常化し、免疫システムを刺激（インターフェロンの産生、マクロファージの食作用の亢進、ＮＫ細胞数の増加と遊走の亢進）、Ｐ53遺伝子を安定化、Ｐ53遺伝子の障害を抑制し、突然変異を予防する効果も持ち合わせています。高濃度ビタミンＣはがんの化学療法剤でありながら、かつ、免疫力も高めるという、これまでにない化学療法剤であるというわけです。

このように様々な働きを持つビタミンＣですが、がんに効果が期待できるだけではなく、副作用を起こさないことは特筆すべきです。リオルダンクリニックでは、15年間で約３万件の治療を実施していますが、このうち死亡例はなく、副作用も非常に少ない、と発表しています。これだけ、がんに対して安全性が高く、副作用もなく、治療効果も期待できるがん治療はまさに画期的と言ってよいかと思います。

【治療法】

まず、当クリニックでは12・5gの高濃度ビタミンC点滴から開始します。ここから、25g、50g、75gと増量していき、最終的には、ビタミンCの血中濃度が400mg／dl以上になるように、ビタミンC濃度を測定し、必要量を決定して点滴します。通常、週に2～3回、3カ月間から半年間を1クールとして行います。

このように、素晴らしい効力を発揮する高濃度ビタミンC点滴療法ですが、現在も研究段階にある新しいがん治療です。しかしながら、**この治療法は、患者さんの倦怠感（だるさ）や食欲低下、不眠なども改善するなどの特徴も見受けられます。今後ますます注目を集める治療法になると言えるでしょう。**

■αリポ酸点滴療法

αリポ酸（アルファリポ酸）は、細胞内でのエネルギーの生成に必要な補酵素としての役割があり、体内で糖質の分解や代謝を助け、エネルギーの生成を促進し、血糖値の上昇を抑制すると言われています。

また、老化や病気の原因と言われる活性酸素を除去する作用があり、水、脂質のどちらにもなじみやすいという特性があり、体内や細胞の隅々まで行き届き効果を発揮します。ネットワーク系抗酸化物質であるビタミンC、ビタミンE、コエンザイムQ10などを再活性化させ効果を発揮します。

αリポ酸にはビタミンCやビタミンEの約400倍とも言われる「抗酸化力」があり、活性酸素を除去し、細胞の若返り効果も期待できます。また肝臓の働きを強化する働きも持つことから、以前より医薬品として食中毒や金属中毒の解毒剤として使用されてきました。脳内まで抗酸化作用が働き、認知症の改善にも役立つと言われています。高濃度ビタミンCとの併用では、貴重なビタミンCをリサイクルして長持ちさせる効果が期待できます。

食事療法

改めてケリー・ターナーさんが指摘した、「余命宣言から劇的に寛解」に至った人たちが実践している九つのことを読み返してみましょう（P76）。

九つの優先順位は特に無いそうですが、そのうち二つが食に関することです。計算上は22・2％、約2割です。しかし、この食に関する部分はがんになった体質そのものを変える重要な部分ですので、単純な割り算ではなく絶対必要な条件です。

・抜本的に食事を変える
・ハーブとサプリメントの力を借りる

それは、たとえ早期発見であったとしてもがんと診断された結果からその原因を考えれば、**少なくとも5～10年間でがんになった体質、つまり「がん細胞が育ちやすく、免疫細胞が活躍しにくい体質」を作ってしまったことを根本から解決する必要がある**からです。

〈がんが育ちやすい体質〉

当クリニックでは、京都大学名誉教授　和田洋巳先生が発明された食事療法を取り入れていますが、和田先生の著書『がんに負けないからだをつくる』（春秋社）でこのように指摘されています。

「がんができたときと同じ体質のまま、同じ食生活のままでは、どれほどがんを叩いても、がんはおとなしくなりません。がんは何十年もかけて、患者さん本人の生活歴が原因となって起こる病気です」

つまり今までの習慣（行動から起こった結果）を選んできたのは、ご自身であり、それを選んだ理由があるわけです。そのもとになったのは、習ってきた知識や考え方、価値観だけでなく、無意識の癖、家庭や地域の文化などもあることでしょう。習慣を作ったもう一段深い原因

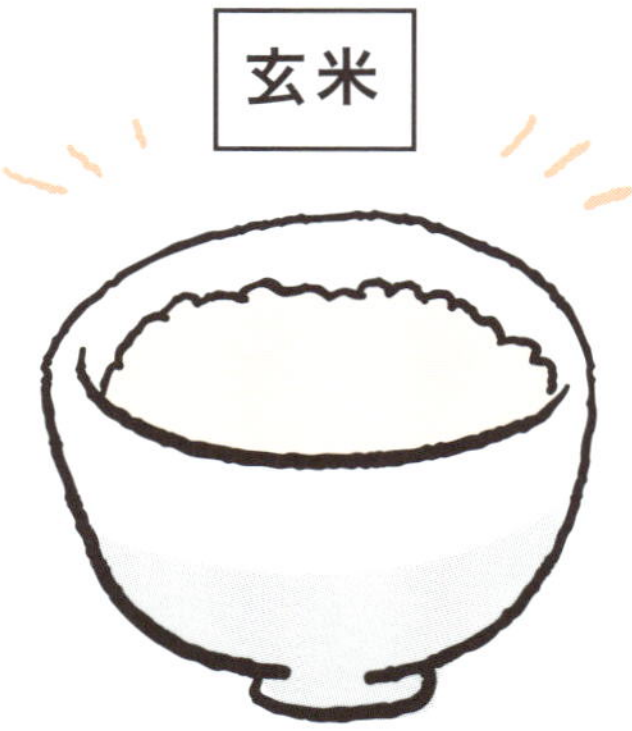
玄米

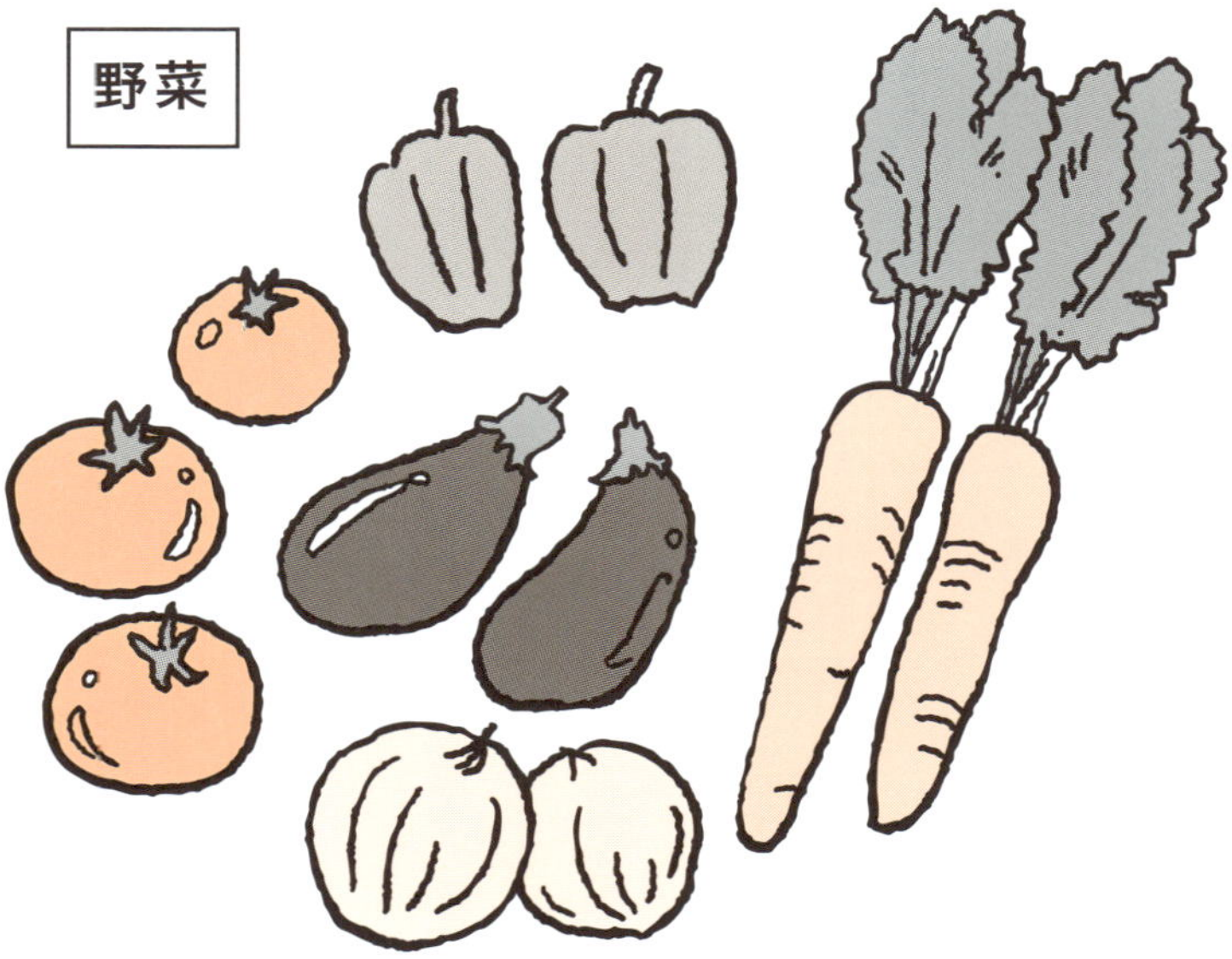

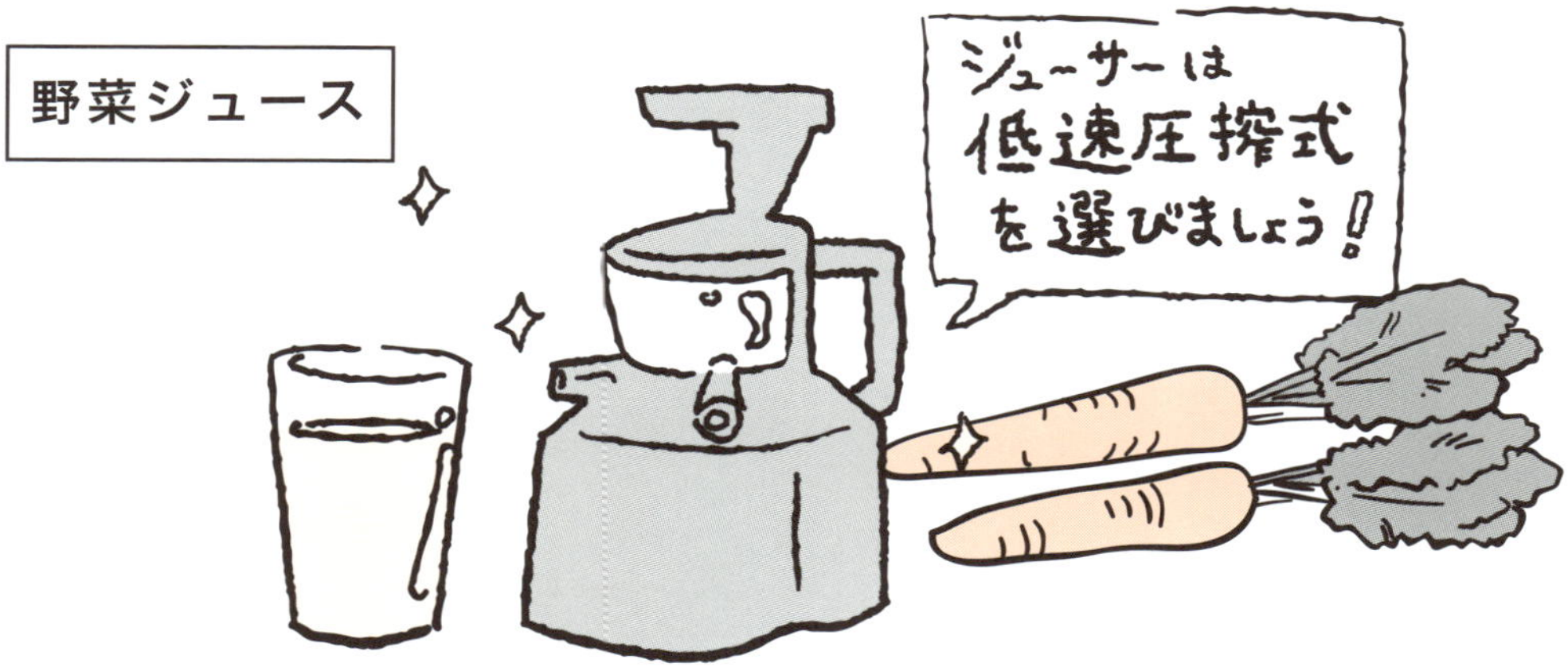
野菜ジュース
ジューサーは
低速圧搾式
を選びましょう！

を含めるとケリー・ターナーさんの九つになるとも言えます。

そこで、食に対する知識を知ることから始めましょう。

がん細胞は、ブドウ糖が大好きな細胞です。塩分や乳製品も大好きです。また食べ過ぎやアルコール、炎症を利用して周囲へ浸潤したり、転移したりして次第に手に負えなくなるのです。

四つ足動物の肉食はできれば避けて、タンパク質を大豆や魚、平飼いで育った鶏からとると良いでしょう。牛乳には、がん細胞を増殖させる物質が含まれていますので、乳製品はできる限り避けると良いでしょう。

〈がん細胞の栄養源ブドウ糖をできるだけ低くする〉

三大栄養素は、炭水化物・タンパク質・脂質ですが、その最初にある炭水化物（糖質）は確かに生きるために欠かせない栄養素です。摂取した炭水化物は、消化吸収によってブドウ糖などに分解され、血液中を流れて細胞に取り込まれ、エネルギー源として利用されます。

白米や麺類、白パンなど精製され加工された白い炭水化物を多くとると、簡単に消化できるので急激にブドウ糖に変わり、血液中に入ってきます。この変化が激しいと膵臓からインスリンという血糖を下げるためのホルモンが多量に出ます。がん細胞は正常細胞の約3～20倍のブドウ糖を摂取しますので、血液中にブドウ糖が増えることによって、がんの成長を促します。インスリンが上昇するとブドウ糖を吸収しやすくなるので、結果的にがん細胞が増殖しやすくなってしまうのです。

そこで主食を消化に時間がかかる玄米や全粒粉から作られた麺類やパンに代えることで、消化が緩やかになりがん細胞にブドウ糖が行きにくい状態を作ることができます。食事によって体質が変わってくるのが実感できるまで少なくとも2カ月、ある程度しっかりとした体質改善には2年くらいはかかると言われています。

ただし、完全に糖質を断ってしまうと脳細胞や筋肉細胞の活動性に問題が生じ急速に痩せるなど、免疫力まで低下し根本的な健康を損なう場合もありますので注意が必要です。

〈塩分（Na：ナトリウム）を控える〉

塩（NaCl）のナトリウムは絶対に必要なミネラル成分ですが、過剰にとると血圧が上がるだけでなく、がん細胞がそれを利用する場合があります。細胞内に貯まったH＋（プロトン）を周囲に出し、細胞内の環境を維持しながら周囲を酸性にして守りを固めてしまいます。

また乳酸が大量に産生されるがん代謝の仕組みとともに、酸性のバリアをつくって免疫細胞から逃れることが起きるのです。

野菜などに豊富に含まれるカリウムは、ナトリウムを排出し、がん細胞を弱める働きがあります。カリウムをたくさんとるには、低速圧搾式のジューサーで作った野菜ジュースが良いです。特に、体力、免疫力を上げ、治療に向けて健康な体づくりができるニンジンジュースがおすすめです。毎日600～800ml程度飲むことをおすすめします。

また、がんが活発になっているかどうかの指標として、血液検査でわかるCRPの値を参考にすることもできます。CRPとは、C-アクティブ・プロテインの略で、感染など急性の病気で上昇するときもありますが、そのような感染症がない時期にもこの値が高いときには、がん細胞が活発になっている可能性があります。炎症を助長するアルコールは避けて、抗炎症効果のあるハーブやサプリメントを活用し、CRPの値0・05㎎／dl以下を目指しましょう。

サプリメント

■梅エキス

梅エキスの原料の一つ、梅果肉には梅肉食物繊維のほか、ハーブや生薬にも含まれているウルソール酸やオレアノール酸などのテルペノイドが豊富に含まれています。

梅エキスに含まれるテルペノイドは、がん細胞が成長するために必要な脂肪酸合成酵素の働きを弱めることで、がん細胞の増殖を抑えます。

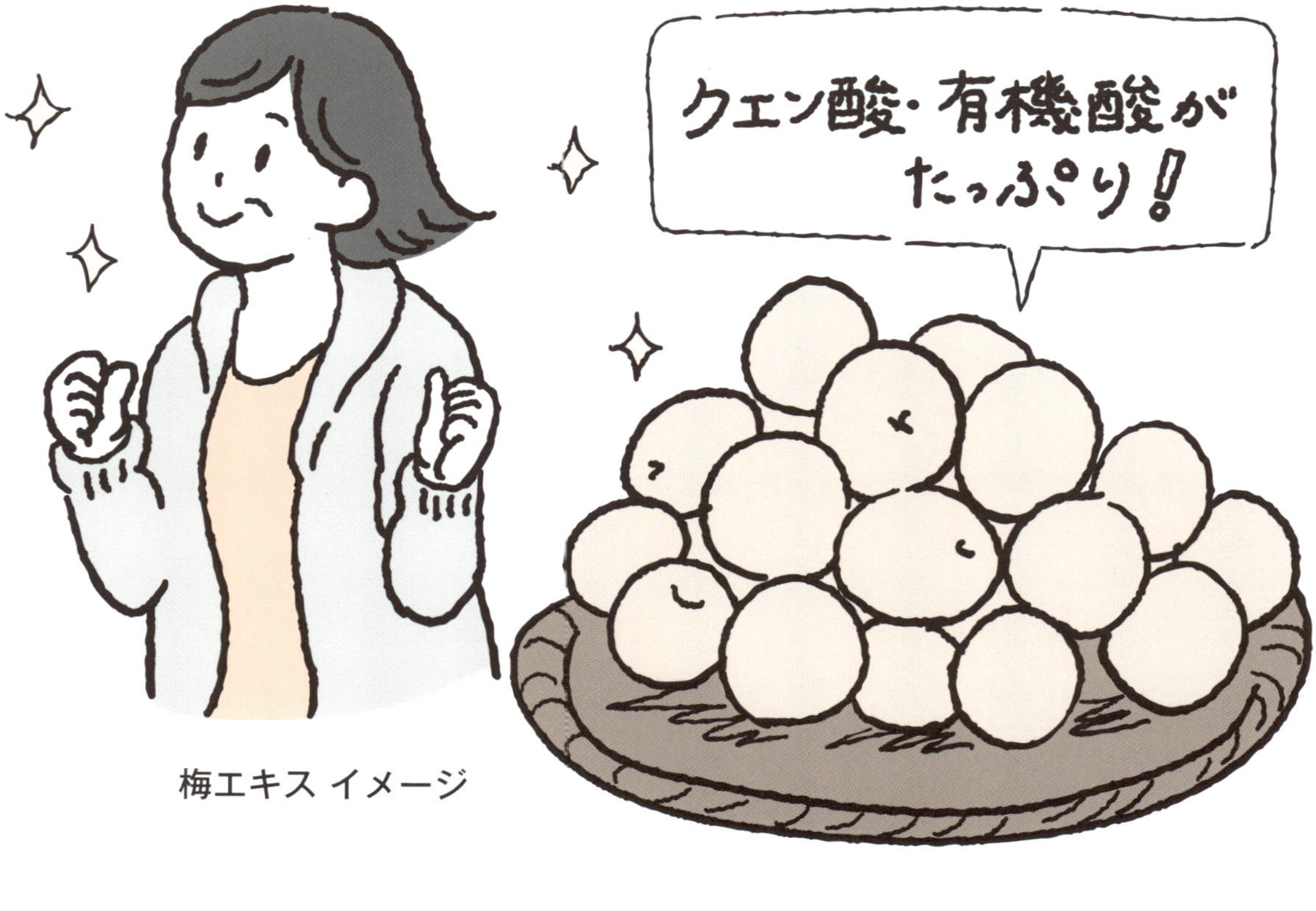

梅エキス イメージ

■低分子化フコイダン

モズクやコンブ、ワカメなどに含まれている「ねばり成分」のフコイダン抽出液を飲む治療法も、今とても注目されています。当クリニックでサプリメントとして取り入れているのは、モズクから抽出したフコイダンを低分子化した「低分子化フコイダン」と呼ばれているものです。**この低分子化フコイダンは、九州大学の白畑實隆名誉教授と同大学大学院の照屋輝一郎助教が中心となり基礎研究も継続して行われています。白畑先生は統合医療を実践している医師たちと共に「NPO法人　統合医療と健康を考える会」を発足させておられます。また、岡山県の川口メディカルクリニックの川口光彦先生が代表世話人となり、全国の統合医療を志す医師たちが連携をしている、「LMF（低分子化フコイダン）研究会」という組織も立ち上がっています。**

医学的根拠、エビデンスはまだまだこれからのようですが、がん治療にこの低分子化フコイダンを取り入れている医師たちからの症例報告の中には、「がんがほぼ消えた！」など驚くべき事実も届いているとのことです。

白畑先生らは、まず人体への安全性について厳しい確認実験を行い、遺伝子の突然変異や誘発性がないことも確認されています。また、高分子化されたフコイダンではなく、低分子化されたものの方がより体内へ効率よく吸収されること、さらに、腫瘍抑制効果が大きいこともわかっています。

今までに、九州大学の研究と医師たちが確認した臨床結果から、このサプリメントの三つの効果が確認されています。

1．がん細胞を自然死へ導く「アポトーシス誘導作用」

2．がん細胞の周囲に新しい血管ができる

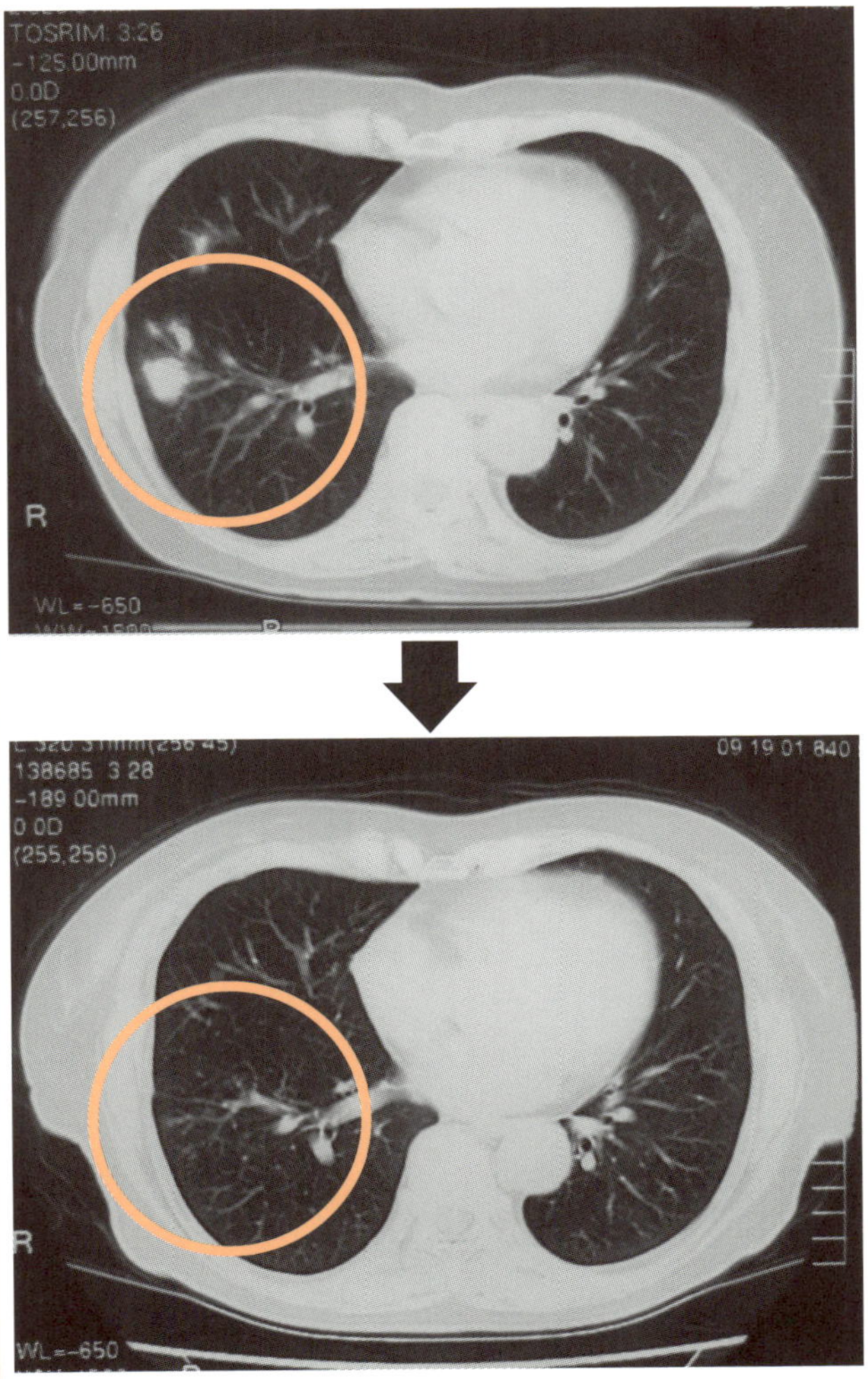

■多発性肺転移の変化（胸部CT）

9月7日

同年11月9日

のを防ぐ「血管新生抑制作用」

3．患者さんの免疫力を高める「免疫力強化作用」

この三つの作用を研究で突き止めた白畑先生は、このように述べています。

「低分子化フコイダンは医薬品ではありません。よって、確実に病気が治るとは言えませんし、誰にでも効果があるとも言えません。ただ、がん患者さんの苦しみを、多少なりとも和らげているのは事実です。わたしは、低分子化フコイダンに大きな可能性を感じ、今も熱い気持ちを持って研究に取り組んでいます」

白畑先生、そして同じ想いを持つ照屋先生もわたしと同じ「希望のがん治療」への決意をお持ちなのだろうと思います。

抗がん剤がなぜ副作用を起こす場合が多いのかというと「がん細胞だけではなく、正常細胞も攻撃する」からです。そんな抗がん剤と低分子化フコイダンを併用すると、治療効果がアップするという医師たちの報告もあります。白畑先生らはこの声を受けて、抗がん剤と低分子化フコイダンの

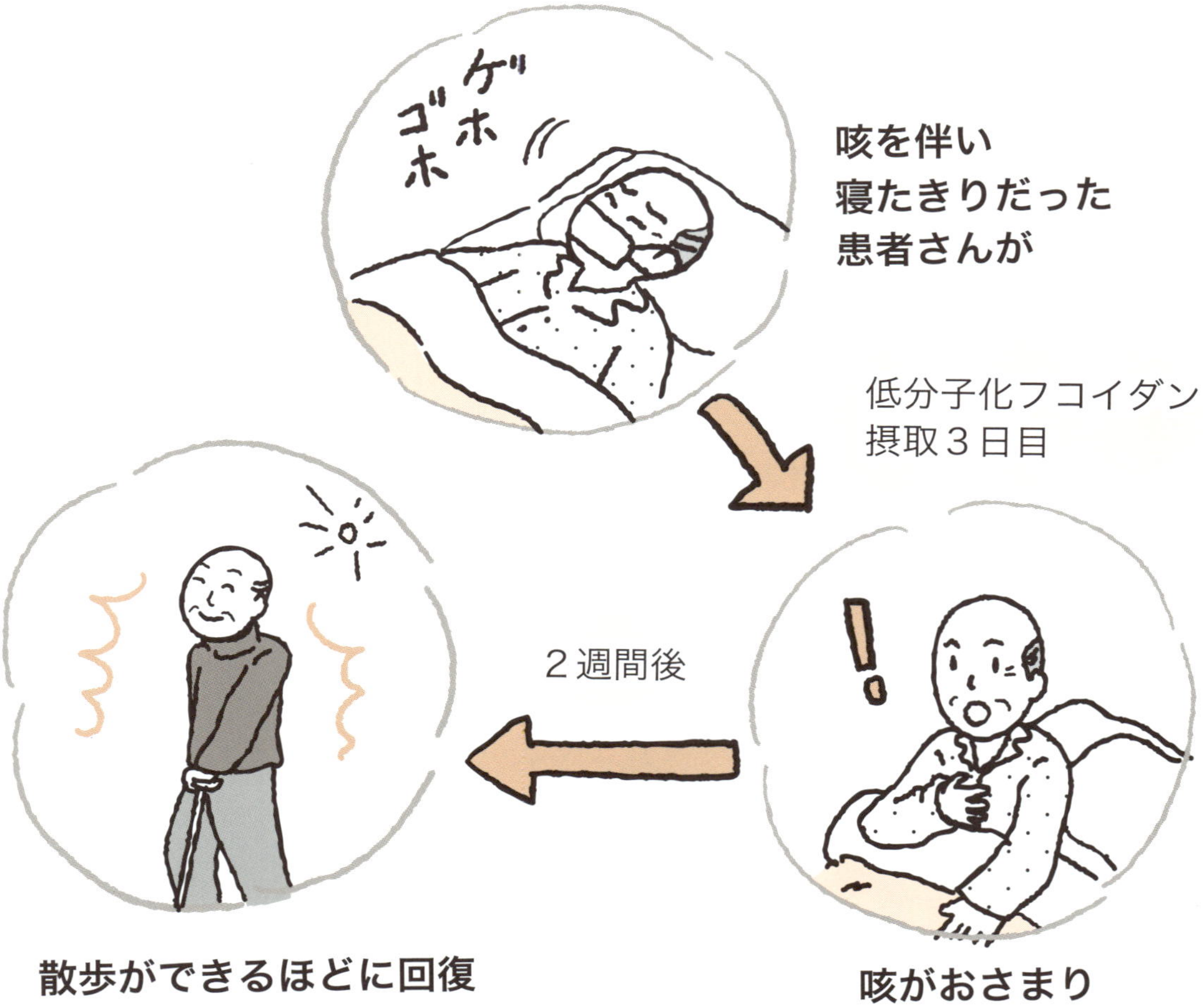
ゲホ
ゴホ
咳を伴い
寝たきりだった
患者さんが
低分子化フコイダン
摂取３日目
咳がおさまり
２週間後
散歩ができるほどに回復

〈低分子化フコイダンの症例報告より〉

併用で何が起きているのかも実験で確認されました。

そして**「低分子化フコイダンは、抗がん剤によるがん細胞のアポトーシスを促進し、同時に正常細胞のアポトーシスを抑制することで、抗がん剤の副作用も軽減する」**という結果を得られました。

この二つを併用することで、抗がん剤の持つ「アポトーシス誘導作用」が増強するのならば、使用する抗がん剤の量をそれまでよりも減らすことができます。すると、副作用をもっと軽減することができるでしょう。

「がん細胞だけに作用し、激しい副作用がなく、体の免疫力も損なわない」。そんな抗がん剤が、もしあれば……、と医師であれば誰もが願っています。抗がん剤と低分子化フコイダンが、それぞれ互いの長所を活かし合う相乗効果は、そのような「夢と希望のがん治療」に近づく一歩になる可能性を秘めているのではないでしょうか。

【低分子化フコイダンの三大作用】

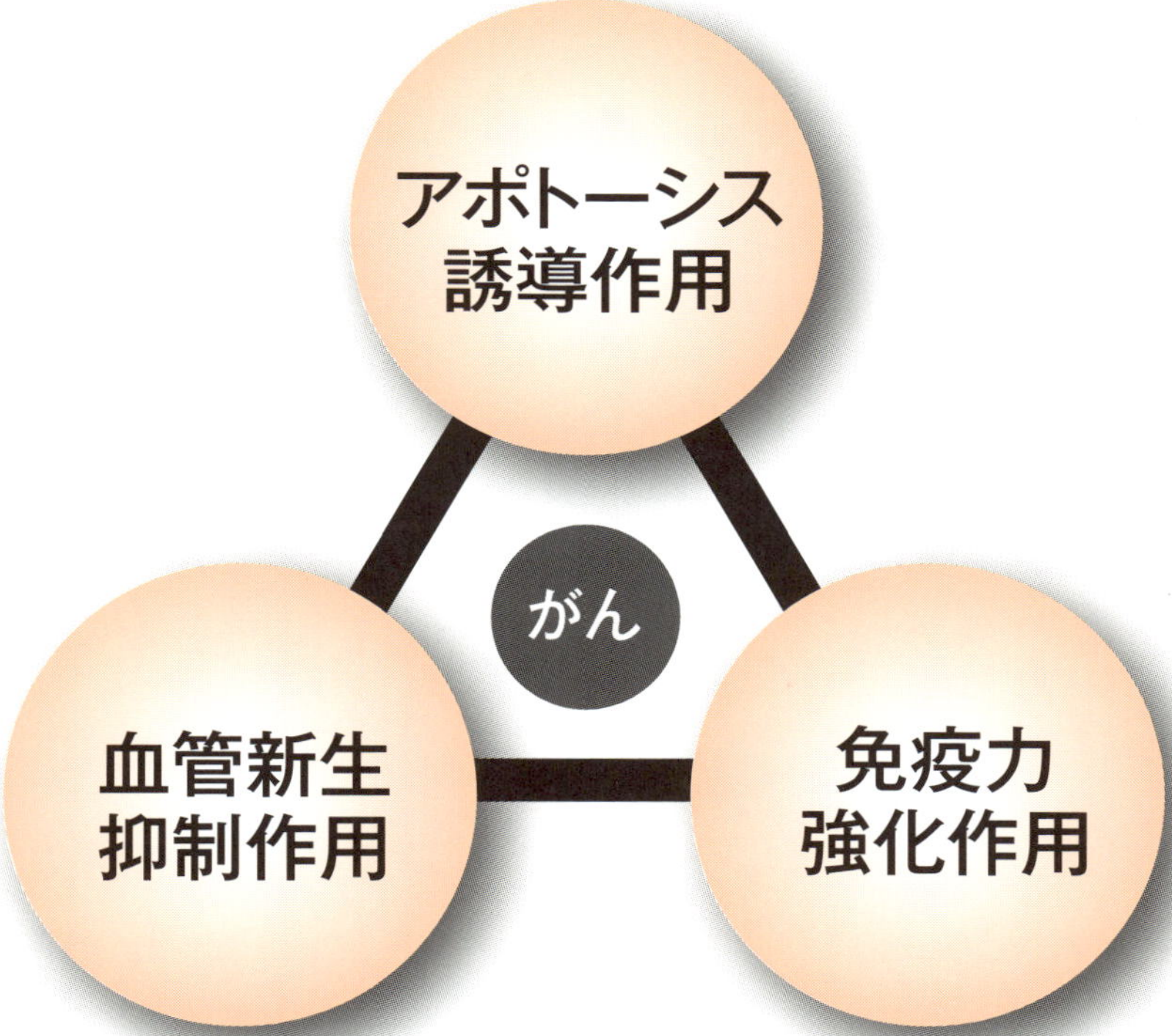

（1）アポトーシス誘導作用
＊アポトーシス＝細胞が「自滅していく」こと
（2）血管新生抑制作用
（3）免疫力強化作用

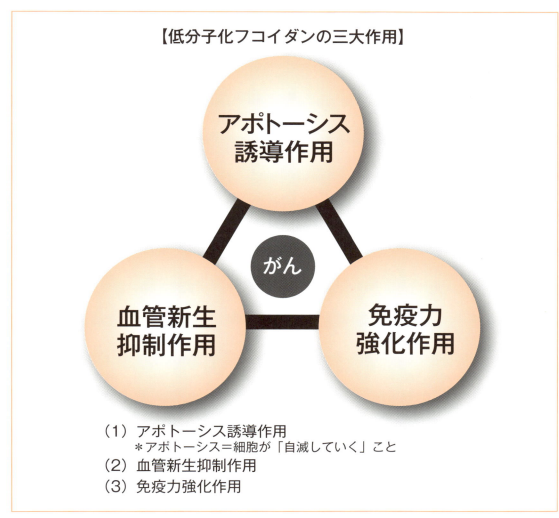

心理セラピー

がんと診断されると大きなショック、無感覚、不信感、怒りなど様々な感情を経験します。心理療法は、そのようなつらい時期にある人々への情緒的、社会的サポートが可能です。それらは数々の論文でも発表されています。**がん患者さんの場合、希望や信念、そして、期待は、治療の結果に大きな影響を与えます**（物質3割　心が7割）。**そのため、わたしは「心と体」のバランスを整え、内なる治癒力を引き出す様々な方法に触れる機会を持つことが必要だと考えています。**

また「手術、抗がん剤、放射線療法の副作用」を乗り越えるためにも、心理療法が有効であるとされています。個人的な感情反応の取り扱い方がわかれば、過度なストレスへの対処ができるようになり、がんに対してはもとより、その先の人生をさらに強く生きる助けになることでしょう。

希望クリニックでは、当初より統合医療における心の重要性に着目していたため、開院まもなく「心理セラピー」専門の先生に担当していただいています。

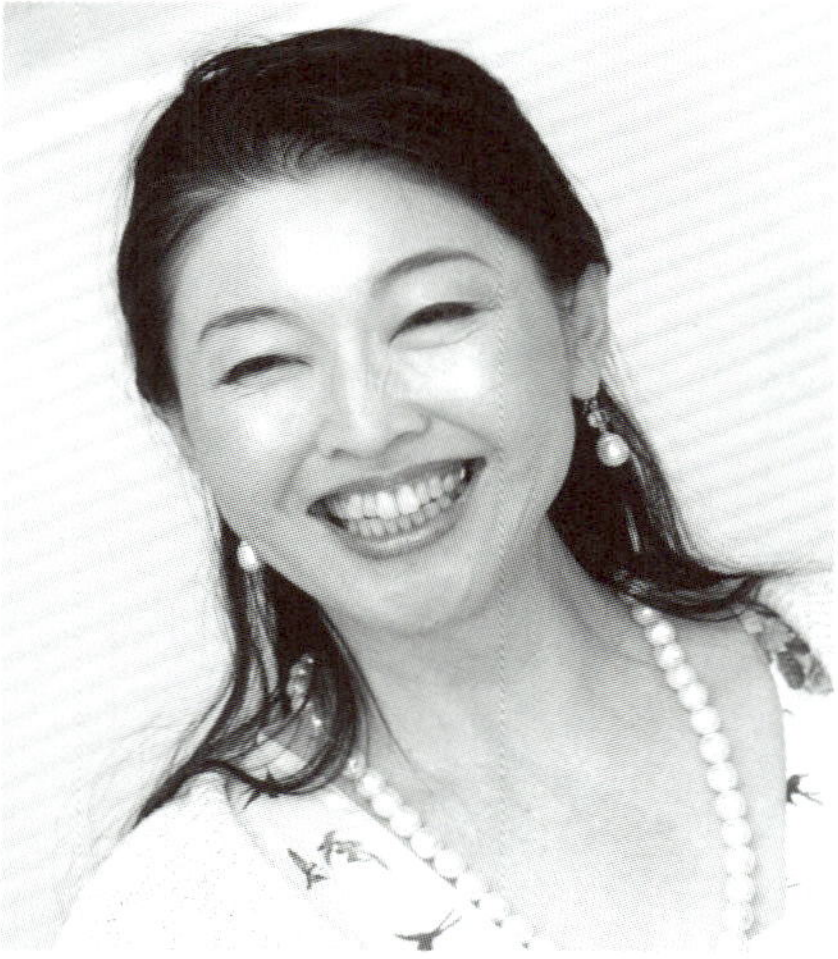

◆心理セラピー担当　山本 美穂子

一般社団法人 HITキャラクトロジー心理学協会代表理事

1万6千回を超える個人セラピーと、日本ホリスティック医学協会や地域コミュニティをはじめ、全国10都市で800回以上の講師登壇実績を持つ。

フロイトの性格構造論をベースに豊富な臨床経験や登壇実績から日本人向けに体系化した「HITキャラクトロジー®心理学」を考案、認定講師を養成。全国で認定講師が講座を好評展開中。現在はその他、キャラクトロジー®を使った子どもの心にトラウマを作らない子育て法やセルフヒーリングスキルの開発と普及に全力を注いでいる。**2012年、希望クリニックの心理セラピストに選任され、がん患者さんの病気の原因となったトラウマを明確にし、日常生活の中で取り組める生活環境療法を専門に扱う「心理の先生」として多くの患者さんに親しまれている。**

（略歴）

2000年、元NASAの宇宙線研究者で、BBSH（バーバラ・ブレナン・ヒーリング・カレッジ）の創設者であるバーバラ・ブレナン女史に師事。ヒーリング科学と米国における代替療法を学ぶ

2004年、BBSH卒業。東京にてエナジェスティックヒーラーとして活躍

2009年、キャラクトロジー®心理学講座の前身である身体とこころとオーラの体験型心理学講座を岐阜にて開講。続いて名古屋、東京など全国で連続講座を開催

2012年、国内における統合医療的がん治療の先駆者として知られる希望クリニ

ックの心理セラピストに選任される。
２０１５年、ＨＩＴキャラクトロジー®心理学協会を設立　代表理事就任
２０１６年、大手カルチャースクールヒューマンアカデミーやＪＥＵＧＩＡなどと提携を組み、トラウマを癒す心理学の普及を目指す

ここからご紹介します「笑い」「呼吸法」は、とても大切ですので掲載いたします。
また、これらについてのご質問なども診察時に自由にお尋ねください。

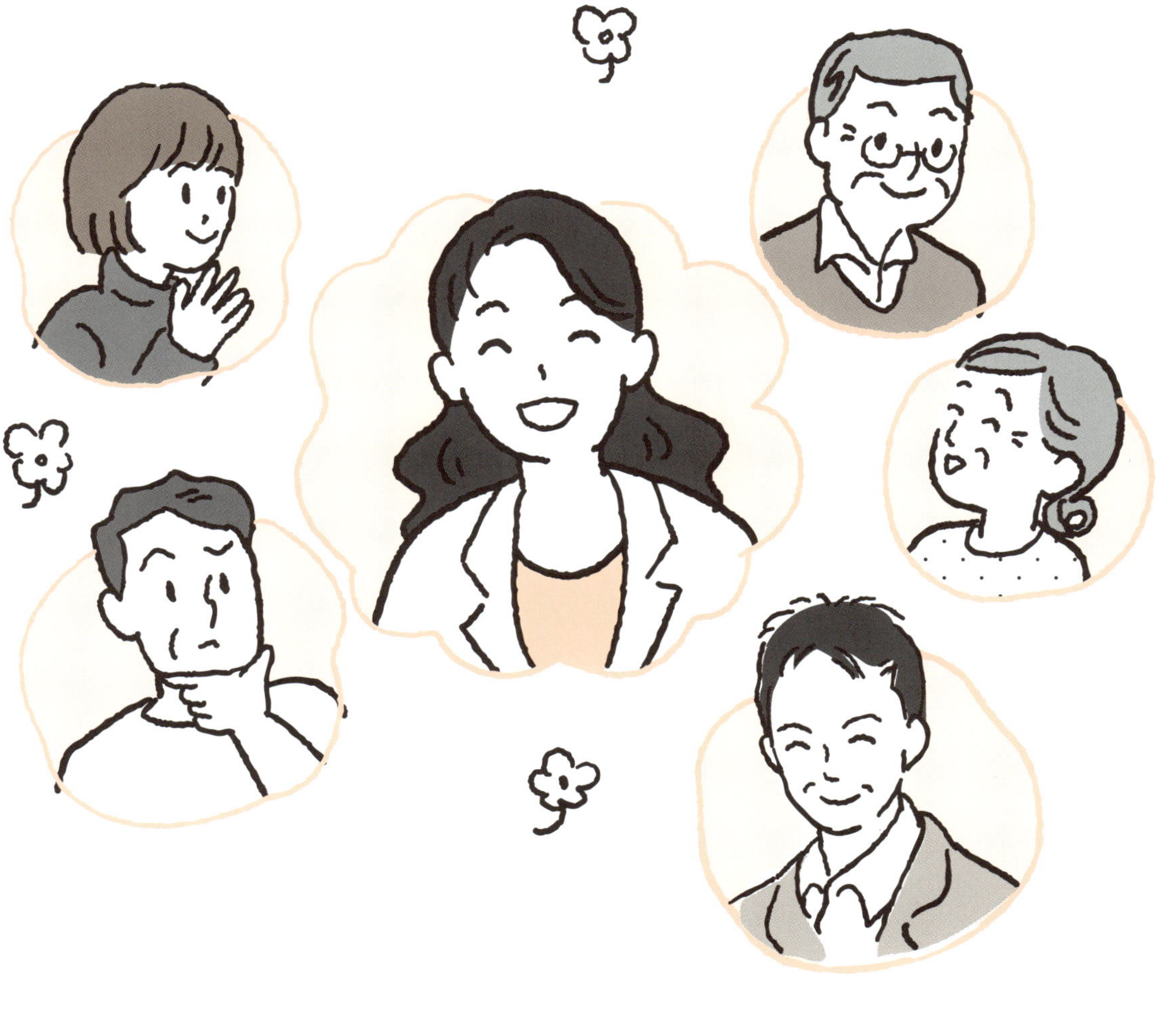

笑い

紀元前の中医学書にも笑いが健康に良いと書かれており、笑いとNK（ナチュラルキラー）細胞活性については、落語やコメディーを鑑賞した後に活性が上がったとの報告もあります。また、2017年大阪市中央区の大阪国際がんセンターで「落語や漫才による笑いが、がん患者さんの免疫力や生活の質の向上につながるか探る研究」が始まりました。

約2週間に一度、落語や漫才による講演を見てその後、血液検査やアンケートで心身への影響を確かめるためのものです。研究結果はまだ出ていませんが、**笑いは免疫力向上につながっている可能性はかなり高く、いわゆる「つくり笑い」でも声に出す笑いであれば、その効果に大差はない、という意見もあります。**「笑いヨガ」は、地域の公園などでも行われていますので、参加してみることをおすすめします。

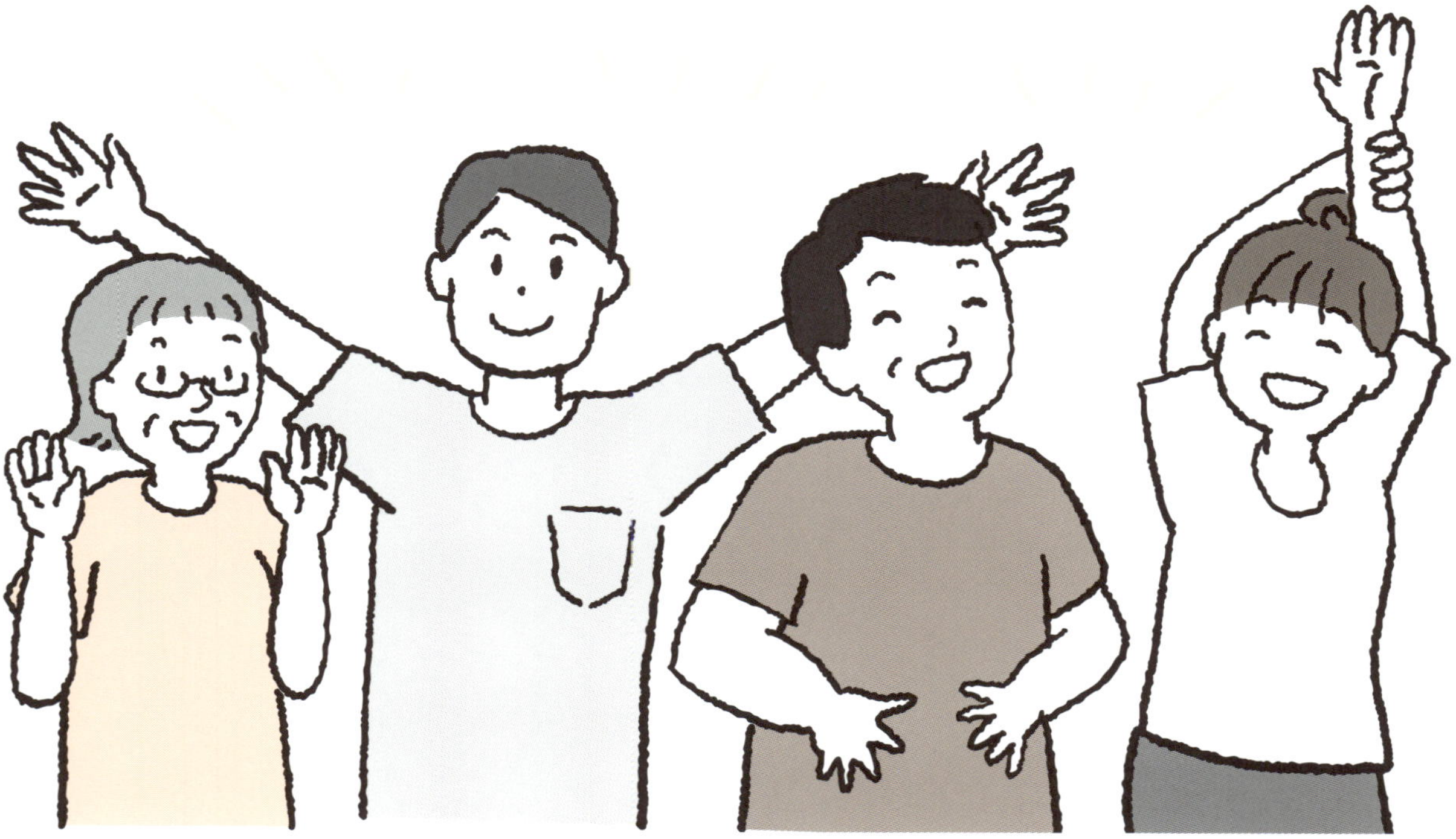

4・7・8 呼吸法

古今東西各地に伝わる伝統的「健康法」で共通しているのが、「呼吸法」です。呼吸は自律神経を調整する役割もあります。ここでは、アンドルー・ワイル博士から習った「4・7・8 呼吸法」をご紹介いたします。この4、7、8は「秒」ではなく、人それぞれが数えるリズムと理解してください。

1．まず、口を閉じて鼻から息を吸いながら「4つ」数えます。

2．次に、息を止めて「7つ」数えます。

3．そして、8つ数える間に口から息を吐き切ります。

4．最後に、声を出して笑いましょう。

3．の「息を吐き切ってしまう」ことが大切です。これを、寝る前や、休憩時、または信号待ちなどで3回程度行います。習慣として定着したとき、落ち着いた心が実感できるかもしれません。

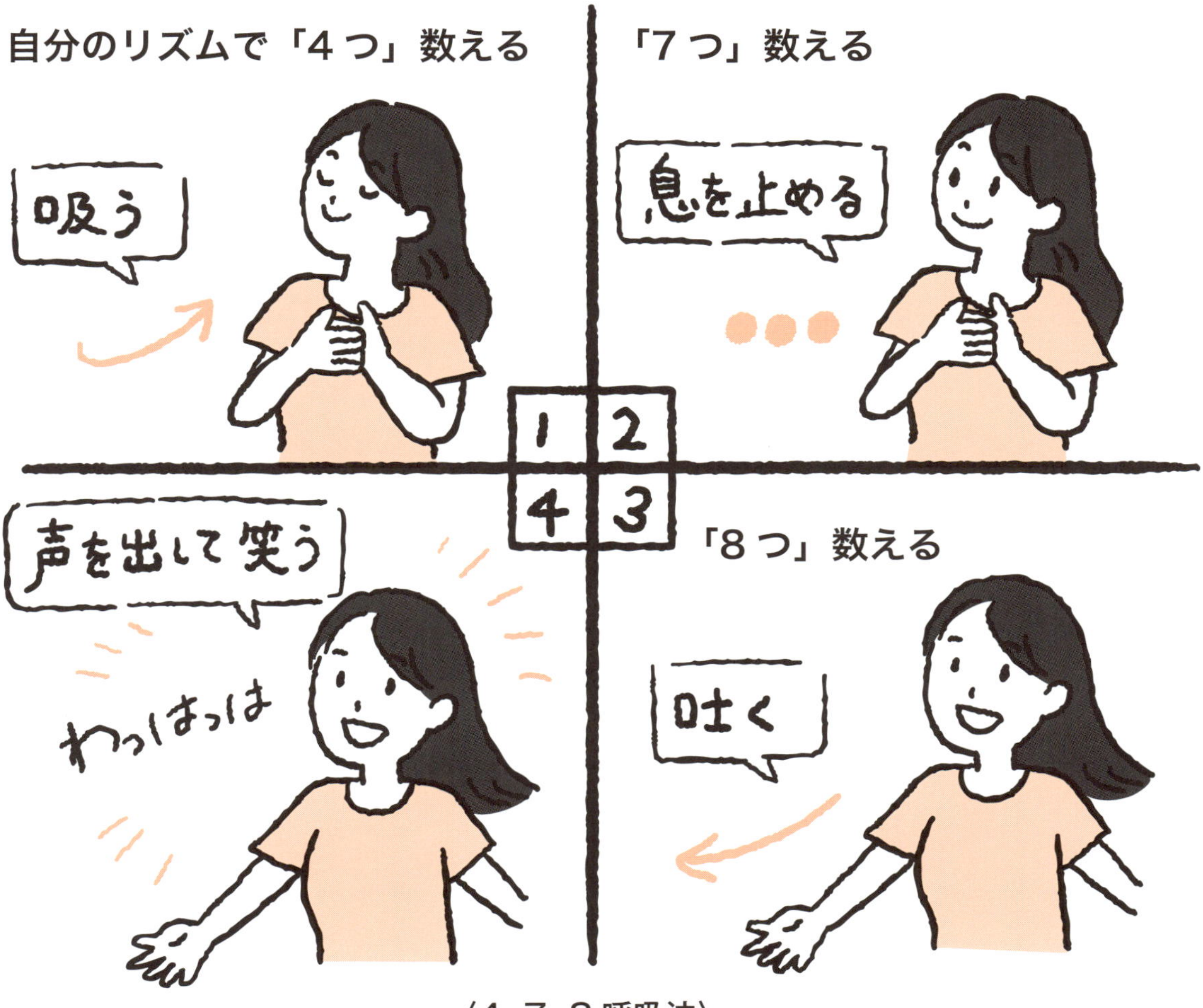

〈4・7・8 呼吸法〉
※「秒」ではなく、人それぞれの「リズム」です。

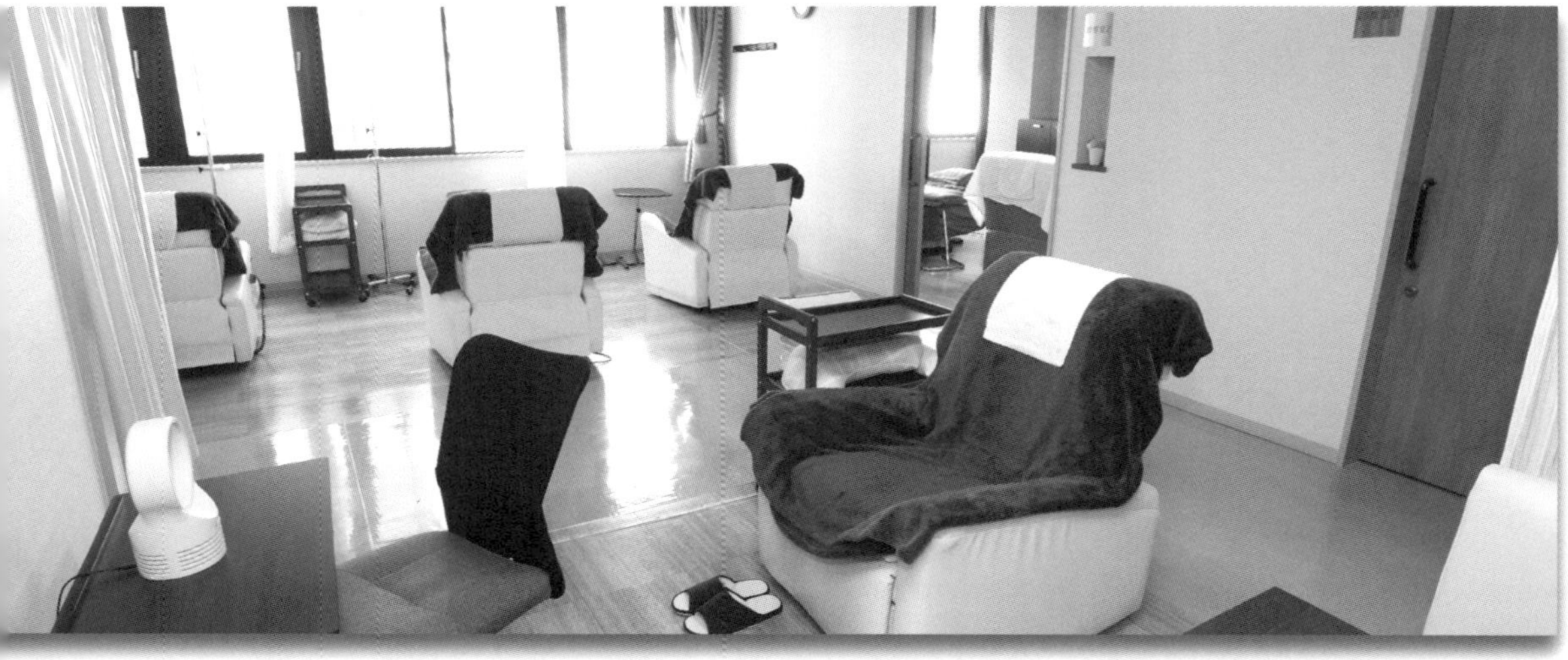

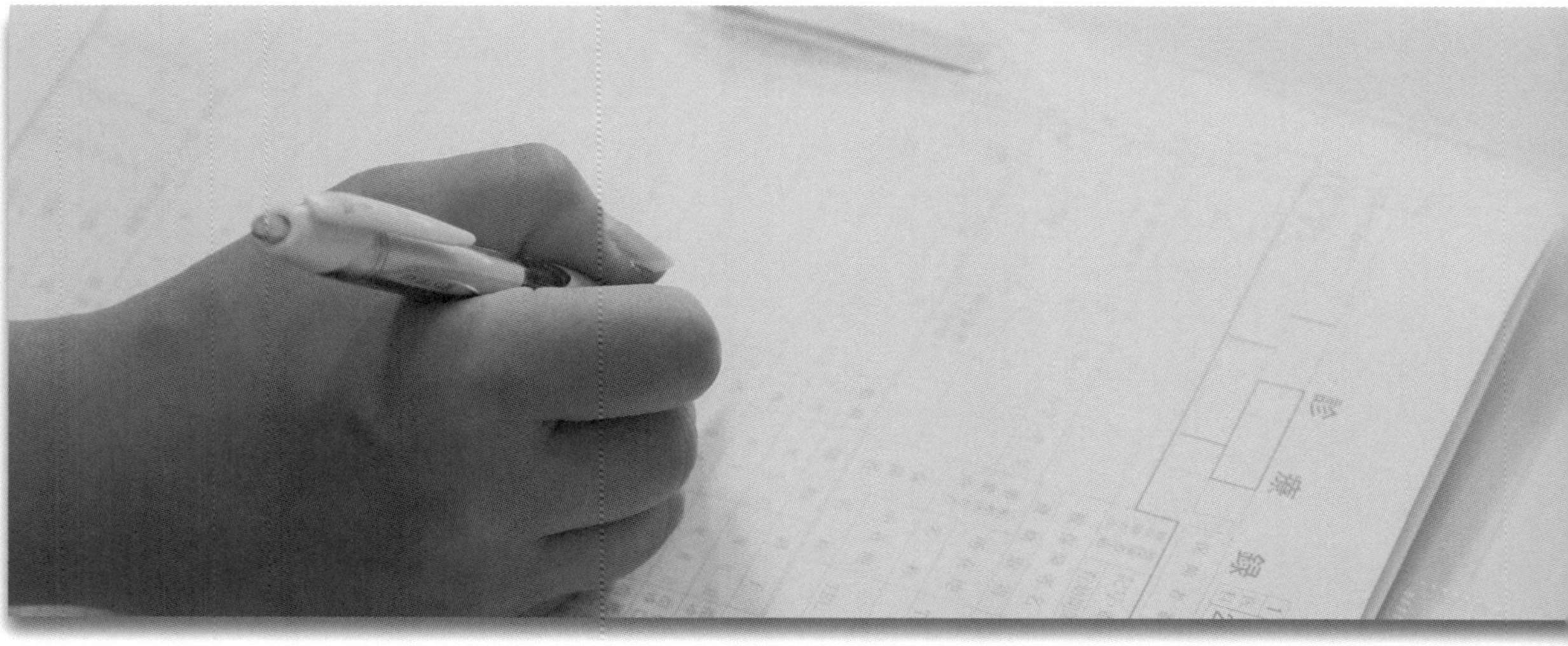
診療録

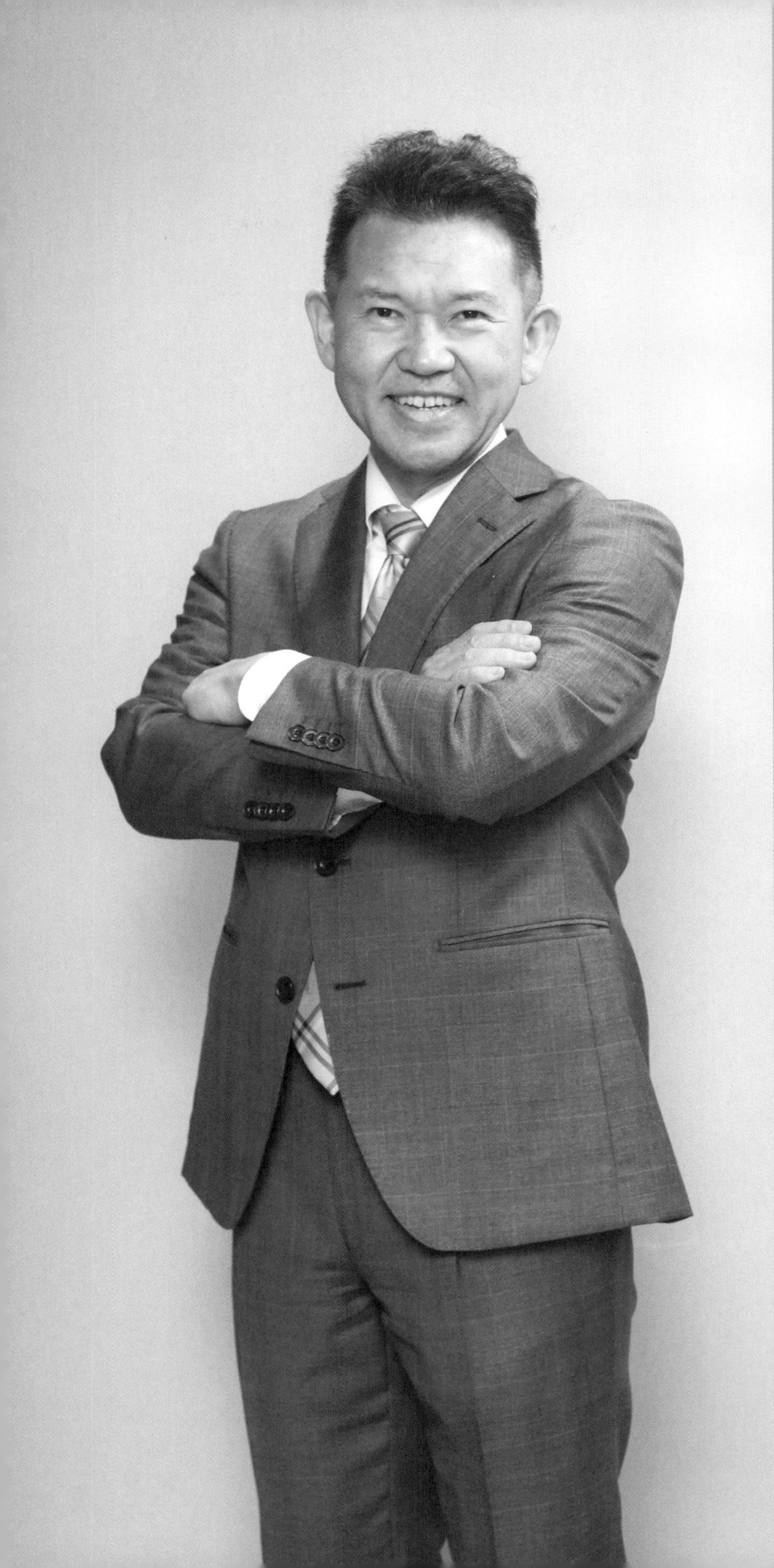

わたしたちの体は、本来、自ら治る力を持っている。
その力を最小限のサポートで引き出すのが、
医療者のつとめです。

【著者プロフィール】

統合医療　希望クリニック 院長

堀田由浩

（ほった　よしひろ）

昭和38年生

出身地：愛知県名古屋市

■略歴

昭和63年3月　三重大学医学部卒業
昭和63年5月　厚生連　加茂病院　研修医
平成元年4月　厚生連　加茂病院　外科
平成7年6月　社会保険中京病院　形成外科　医員
平成8年1月　名古屋大学医学部　形成外科　医員
平成12年6月　厚生連　加茂病院　形成外科　部長
平成16年1月　米国アリゾナ大学医学部
　統合医療学科　アソシエイトフェロー
平成16年4月　医療法人三九朗病院　形成外科　部長
平成22年7月　統合医療　希望クリニック　開院

世界中にある伝統的医療の叡智と現代西洋医学の科学的理論を統合することが、人類にとっての新しい医療を築くと確信。統合医療の世界的権威であるアンドルー・ワイル博士が主催する米国アリゾナ大学統合医療学科の研修生。21世紀の最先端医療を追求するため平成22年7月統合医療希望クリニックを開院する。

■所属学会

・日本外科学会　認定医
・日本ホリスティック医学協会　理事
・日本統合医療学会　会員
・日本美容外科学会　会員
・日本抗加齢医学会　会員
・日本形成外科学会　会員
・日本がん免疫学会　会員
・日本褥瘡学会　評議員
・日本熱傷学会　会員
・日本褥瘡学会・在宅ケア推進協会　常任理事
・日本再生医療学会　会員
・日本臨床腫瘍学会　会員
・日本先進医療医師会　会員

編集協力／NPO法人 統合医療と健康を考える会

西洋医学における「がん」の三大療法（手術、抗がん剤、放射線治療）に限界を感じている患者に統合医療を実践している病院や医師を紹介しているNPO法人。また、統合医療を実践している医師や大学の研究者を集め、統合医療におけるEBM（データ、実証に基づく医学）確立のための症例検討会を実施している。活動の主な目的としては、1.患者自身の医療に対する関心の喚起、2.現代医療、医学会、大学、政府、医療機関への要望問題提起、3.患者とその家族、一般の人々への統合医療に関する正しい情報提供、4.予防医学の普及などである。

〒890-0052　鹿児島市上之園町21-4 ザ・サンクチュアリー上之園 1F
TEL：0120-661-566　FAX：0120-661-589
http://www.tougouiryou.jp/　メールアドレス　info@tougouiryou.jp

「きっと治せる！」信じる医師と
「治してみせる！」と決めた人たちが生んだ　**がん治療 希望の物語**

2017年9月1日　初版第一刷

著　者　堀田由浩
発行人　財津正人
発行所　株式会社 本分社　http://honbunsha.jp/
〒730-0048　広島県広島市中区竹屋町1－18
電話 082(259)3925　FAX 082(259)3926
発売元　株式会社 コスモの本
〒167-0053　東京都杉並区西荻南3-17-16
電話 03(5336)9668　FAX 03(5336)9670
印刷・製本　株式会社 シナノ パブリッシング プレス

Printed in Japan　ISBN978-4-86485-034-6 C0077